Dr PAUL LADRAGUE

ANCIEN INTERNE
DE LA MAISON DÉPARTEMENTALE DE LA SEINE

Alcoolisme

ET

Enfants

PARIS
G. STEINHEIL, ÉDITEUR
2, RUE CASIMIR-DELAVIGNE, 2
1901

ALCOOLISME ET ENFANTS

HAVRE — IMPRIMERIE A.-G. LEMALE — HAVRE

Dr Paul LADRAGUE
ANCIEN INTERNE
DE LA MAISON DÉPARTEMENTALE DE LA SEINE

Alcoolisme

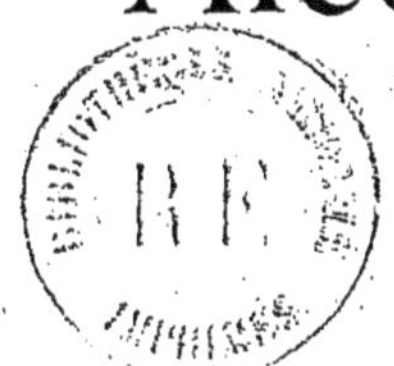

ET

Enfants

PARIS
G. STEINHEIL, Éditeur
2, RUE CASIMIR-DELAVIGNE, 2
1901

ALCOOLISME ET ENFANTS

AVANT-PROPOS

La question de l'alcoolisme est à l'ordre du jour.

Soulevée dès 1852 par le médecin suédois Magnus Huss, elle prend, avec le temps, un intérêt croissant d'actualité.

Depuis quelques années s'organise, en France, la lutte contre « un fléau plus redoutable que les guerres ou les épidémies les plus meurtrières ».

En 1887, M. Claude, au Sénat, et le Dr Gadaud, à la Chambre des députés, avaient répété, en des rapports précis et documentés, le cri d'alarme poussé de tous côtés par les hygiénistes et les médecins.

Dès lors paraissaient nombre de travaux scientifiques ou économiques sur les dangers pathologiques et sociaux de l'alcoolisme. Des discussions s'engageaient. Même quelques projets de lois se succédaient, sans toutefois retenir l'attention des pouvoirs publics.

L'opinion générale demeura presque indifférente.

Mais un jour vint où des voix éloquentes proclamèrent, du haut de la tribune parlementaire, la nécessité de ne pas rester plus longtemps inactifs en présence du péril grandissant.

Au mois de juin 1895, le Dr Lannelongue, en un mémorable discours, jette un appel enfin écouté.

Le pays entier s'émeut, et le gouvernement, frappé des observations du Dr Lannelongue, provoque la formation d'une commission (29 juillet 1895).

Cette commission décide le principe d'un enseignement anti-alcoolique dans les écoles, cependant que des sociétés de tempérance se fondent en divers endroits.

Peu à peu l'anti-alcoolisme fait son chemin, non sans peine. Les protestations sont nombreuses. Il est si malaisé de déraciner les vieilles habitudes !

Un nouveau pas a été franchi, tout récemment, grâce à l'augmentation des taxes sur les produits de distillation. Déplorons cependant qu'ait eu lieu, par contre-coup, le dégrèvement des boissons dites « hygiéniques ». Cette mesure, par la sécurité trompeuse qu'elle donne à la population, causera dans l'avenir, nous le craignons, de nouveaux désastres. Combien d'individus sauront à quelles doses modérées le vin, la bière, le cidre demeurent vraiment boissons hygiéniques ?

Nous sommes heureux d'apporter, à notre tour, une modeste contribution à la lutte engagée contre l'alcoolisme.

Chargé du service médical de la crèche à la Maison Départementale de Nanterre, nous y avons observé, à diverses reprises, des accidents d'intoxication alcoolique chez les nourrissons. Ces faits nous ont paru intéressants. Ils nous ont donné l'idée d'étudier, pour notre thèse inaugurale, les effets de l'alcoolisme sur les phénomènes de la génération et sur le développement des enfants.

Ce sujet est particulièrement délicat. Il touche au grand

problème si complexe, si difficile, si controversé de l'hérédité alcoolique.

D'autre part, les effets de l'alcool ne sont pas aussi manifestes chez les enfants que chez les adultes. Pour les dépister, il faut souvent les rechercher avec soin.

En revanche, la question est passionnante. N'est-il pas triste de voir ces petits êtres sans défense subir, dans leur fatale rigueur — et cela, bien souvent, comme nous le montrerons, avant même de voir le jour — les effets d'un empoisonnement qui menace sinon leur vie même, du moins la bonne santé de toute leur existence.

Ces malheureuses victimes de l'ignorance et du vice deviendront moins nombreuses, nous voulons l'espérer, à mesure que les parents seront mieux instruits des terribles conséquences de l'alcoolisme.

Nous allons étudier successivement l'alcoolisme chez le fœtus, chez le nourrisson, chez l'enfant du premier âge.

Sous forme de traitement, nous indiquerons, dans ses grandes lignes, la méthode qui nous semble devoir être suivie pour réduire au minimum, chez nos enfants, ce puissant facteur de déchéance intellectuelle et physique : l'intoxication par l'alcool.

Au cours de cette étude, nous nous tiendrons avant tout sur le terrain médical. Dans les questions de ce genre qui ont pour objet la sauvegarde de la société, le rôle du médecin, de l'hygiéniste est d'inspirer les lois. Il appartient au sociologue, au législateur de les proposer et de les faire appliquer.

Nous tenons à adresser nos plus sincères remerciements à nos maîtres dans les hôpitaux :

A nos premiers maîtres de l'école de Reims ;

A M. le professeur agrégé Gaucher, dont l'énergique direction et les solides enseignements, tant de médecine que de dermatologie, nous furent si précieux au début de nos études. Nous lui avons une profonde reconnaissance ;

A M. le Dr Renault, qui nous apprit la vénéréologie, lorsque nous fûmes son externe à l'hôpital Broca ;

A M. le professeur Pozzi et à son assistant le Dr Jayle, dont nous n'avons pas oublié la bienveillance lors de nos premières études gynécologiques ;

A M. le professeur Alb. Robin, près duquel nous prîmes d'inoubliables leçons de thérapeutique ;

A MM. les professeurs Berger et Terrier, nos maîtres en chirurgie ;

A M. le professeur Pinard, dont nous nous honorons d'être l'élève en obstétrique.

Les excellentes relations que nous eûmes avec le Dr Sapelier, pendant notre internat, le fécond enseignement pratique que nous reçûmes dans son service, les conseils autorisés qu'il voulut bien nous donner pour la rédaction de ce petit travail, sont autant de titres pour lesquels nous lui conserverons la plus sympathique gratitude.

Que notre ami Guénard, Interne des hôpitaux, reçoive aussi nos remerciements pour sa cordiale obligeance à notre égard et les conseils précieux qu'il nous prodigua dans la préparation de cette étude.

I

Alcool et alcoolisme.

Avant d'aborder notre sujet proprement dit, il nous paraît indispensable de préciser ce que nous entendons par alcoolisme. Pour livrer bataille avec succès, il faut connaître son ennemi et son terrain. Nous allons résumer en quelques lignes rapides les connaissances actuelles sur le le rôle physiologique de l'alcool dans l'économie, puis nous essaierons de définir les limites de ce domaine malheureusement trop vaste : l'alcoolisme.

Tout d'abord, *l'alcool est-il un aliment?* Les aliments proprement dits sont les substances dont la cellule a besoin pour réparer ses pertes. La chimie physiologique et la biologie nous apprennent quels sont les éléments indispensables à cette réparation : l'alcool ne figure pas parmi ces éléments.

L'alcool n'est pas directement utilisable par les organes comme réserve d'énergie, à la façon du sucre et de la graisse; il n'est pas transformable en ces substances ; c'est un produit d'épargne qui possède un certain pouvoir thermogène, mais seulement quand l'organisme le contient en très faible proportion.

« Ne semble-t-il pas étrange d'entendre appeler l'alcool une substance nutritive uniquement parce qu'il possède une valeur calorique considérable et parce qu'il est en partie brûlé dans l'organisme? On peut, en effet, se demander tout d'abord si la valeur calorique a bien ici la signification qu'on lui attribue et s'il suffit qu'une substance soit entièrement brûlée dans l'organisme pour être considérée comme aliment.

« Un véritable aliment est celui qui est nécessaire à la vie et qui peut être ingéré longtemps sans danger; or, qui, parmi ses plus chauds partisans, oserait soutenir que l'alcool remplit ces conditions? Et si on donne le nom d'aliment à l'alcool ordinaire, l'alcool éthylique, il faut, pour être logique, donner ce nom à l'alcool méthylique, à l'alcool amylique et à d'autres alcools encore, reconnus cependant pour la plupart comme manifestement toxiques!

« Mais il y a plus: c'est au contact des cellules vivantes que se fait la combustion de l'alcool, et les produits intermédiaires de cette combustion (aldéhyde et acide acétique) ne sont certes pas des substances indifférentes à la vie cellulaire. Binz les considère même comme empêchant les échanges chimiques. Il est démontré du reste que l'alcool produit la dégénérescence graisseuse des cellules et finalement leur disparition.

« La propriété attribuée à l'alcool d'être un aliment d'épargne pour l'albumine est tout aussi peu prouvée... » (Bidlot.)

« Les seuls bons effets de l'alcool, dit Debove, c'est d'être un anesthésique et de diminuer la sensation de fatigue.

Il produit aussi une excitation cérébrale qui combat momentanément les peines morales, dissipe les chagrins et amène une gaieté factice; c'est cela qui le fait rechercher avec tant d'avidité.

La croyance répandue dans le peuple, c'est qu'il donne de la force. Jamais l'alcool n'a donné de la force à personne. Ce qui a accrédité cette erreur chez les ouvriers parisiens, presque tous alcooliques, c'est que, mis au régime de l'eau, ils se sentent immédiatement affaiblis, au point de ne pouvoir continuer leur travail. Ils en concluent que l'alcool les soutenait.

Le fait est exact, mais l'interprétation est fausse. L'alcool n'a jamais donné de force; ce qui provoque la faiblesse, c'est la suppression du poison alcoolique, c'est-à-dire de l'excitant habituel. Il en est de l'alcool comme de tous les autres poisons, de la morphine par exemple, dont la suppression brusque met le patient dans un état pitoyable. »

C'est, qu'en effet, l'alcool est un poison. « C'est un poison général, mais d'abord un poison du système nerveux. Il a de commun avec les poisons du système nerveux : 1° la révolte de l'organisme à la première intoxication; 2° l'accoutumance; 3° l'action anesthésique et excitante cérébrale; 4° les malaises et les désordres dus à sa suppression brusque.

Ultérieurement à cette action élective et la première en date sur le système nerveux, l'alcool ajoute son action élective sur le tissu conjonctif : il agit comme poison sclérogène ou comme poison lipogène sur les différents organes » (Sapelier).

L'alcool n'a donc aucune valeur alimentaire; de plus, c'est un toxique. Ce toxique peut, à doses modérées, rendre des services dans certaines conditions. C'est en quelque sorte un médicament dont il importe de préciser la posologie et les indications.

A l'heure où des boissons alcooliques sont offertes à la consommation sous le titre officiel de boissons « hygiéniques », il n'est pas inutile, croyons-nous, d'insister sur ce point.

Comme l'a très justement fait remarquer M. le professeur Joffroy, combien, même parmi les médecins, savent quelle est, pour un organisme humain, la dose « dite hygiénique » de l'alcool ?

Car on a voulu donner des chiffres. Pour préciser les idées, pensons-nous, certains physiologistes ont pu dire : la dose hygiénique d'alcool est de un centimètre cube par kilogramme d'individu et par jour.

Il est évident que ces chiffres ne représentent rien d'absolu. Ils ont le tort : 1° de laisser croire à l'utilité « hygiénique » d'introduire dans l'alimentation quotidienne une dose quelconque d'alcool ; 2° de faire prendre pour une moyenne ce qui est en réalité un maximum ; 3° de ne pas mettre en ligne de compte la susceptibilité individuelle dont l'échelle est aussi vaste ici que partout ailleurs.

Précisons notre pensée : tiendrons-nous pour alcoolique celui — et celui-là seul — qui absorbera une quantité d'alcool supérieure à un centimètre cube par kilogramme et par jour ?

Où commence l'alcoolisme ?

Nous abordons de la sorte un problème qu'on peut, avec Ruyssen, formuler ainsi :

Dans une société où la majorité des adultes fait un usage plus ou moins abondant de boissons alcooliques, quels sont ceux auxquels nous appliquerons l'épithète : alcoolique ? Autrement dit, au point de vue de la pathologie, peut-on assigner à l'alcoolisme une limite scientifique en deçà de laquelle il n'est pas et au delà de laquelle il existe ?

Avec Ruyssen encore, nous proposons la solution suivante : Il y a alcoolisme lorsque, du fait de l'usage continu des boissons alcooliques, l'organisme est entré dans une phase pathologique dont le premier terme est l'accoutumance à ces produits toxiques, et le second l'irrésistible besoin d'en user. La réunion de ces deux termes constitue ce que nous appelons l'alcoolisme latent.

Nous entendons par alcoolisme latent un état d'intoxication de l'organisme qui ne se révèle que par des signes et ne possède pas encore de symptômes propres.

Ne savons-nous pas, en effet, qu'un état maladif de l'organisme peut parfaitement bien exister avant l'apparition de tout symptôme caractéristique, et ne se traduire au début que par des malaises vagues dont le sujet lui-même est à peine conscient ? Il en est ainsi pour le début de l'intoxication par des substances telles que le plomb, l'arsenic, la nicotine, etc... Quand le symptôme type de l'empoisonnement apparaît, il y a déjà longtemps que l'organisme est en souffrance.

L'intoxication par les boissons alcooliques ne diffère en rien des autres. Elle comporte comme celles-ci une forme latente qui a, sinon des symptômes manifestes, du moins des signes indéniables. Nous en démontrerons l'existence et en dénoncerons les conséquences sociales.

Le premier en date de tous les signes de l'alcoolisme latent c'est : l'*accoutumance*. Mettez en présence une substance toxique et un organisme sain, ce dernier réagira plus ou moins violemment suivant la nature et la dose du poison. La seule interprétation juste qu'on puisse donner du phénomène est celle-ci : c'est une révolte de l'organisme contre l'obligation où on le met d'absorber des substances nuisibles à la vie de ses cellules. Les efforts qu'il accomplit pour en hâter l'élimination en sont une preuve suffisante. Un organisme qui réagit ainsi pleinement contre toute atteinte portée à son intégrité est un organisme sain.

Mais bientôt, que de nouvelles doses lui soient imposées, la réaction perdra de sa violence ; plus tard l'organisme cesse de réagir, l'accoutumance est créée.

Doit-on considérer comme un phénomène normal l'apparition de cette indifférence des cellules à l'égard de substances que nous savons dangereuses ? Assurément non ; toute cellule qui, mise en présence d'un toxique, a réagi tout d'abord violemment, mais qui, peu après, placée dans les mêmes conditions d'expérimentation, vient à témoigner de son indifférence à l'égard de ce même toxique, est *une cellule malade*.

Or telle est l'œuvre de l'alcool, aussi bien que des autres poisons ; il crée l'accoutumance, c'est-à-dire, en quelque sorte, un état de parésie cellulaire qui dénote déjà une altération de l'organisme.

Ce signe, assez sérieux par lui-même, le devient plus encore, quand un signe nouveau et d'une importance majeure, vient se greffer sur lui : *le besoin*.

On répète communément le vieil adage aristotélicien : l'habitude est une seconde nature. Dans le cas qui nous occupe, rien n'est plus vrai ; car l'usage continu de l'alcool, comme celui de la morphine, crée un « état second » de l'organisme tel que tout l'individu souffre s'il vient à être privé de ces poisons. Tant que ces derniers agissent, tout va bien ; viennent-ils à manquer, l'organisme est en détresse.

Mais il y a un abîme entre l'habitude première nature, qui est toute physiologique, et l'habitude seconde nature, qui, elle, est entièrement pathologique.

C'est justement à cette dernière qu'appartiennent l'accoutumance aux substances toxiques et, à un degré plus élevé, l'irrésistible besoin d'user de ces substances ; et ces deux signes réunis caractérisent amplement l'alcoolisme latent.

« Cet état d'alcoolisme latent ne se manifeste par aucun trouble physique ni mental chez les individus bien portants par ailleurs; ce n'est pas encore un état pathologique ni nosologique, et cependant ce n'est plus la santé parfaite ni l'intégrité des éléments cellulaires. » (Sapelier).

Ce type d'alcoolisme latent diffère notablement, on le voit, du type clinique d'alcoolisme chronique, connu depuis Magnus Huss et surtout depuis la description magistrale de Lancereaux. Il était important, pour nos conclusions futures, de le bien mettre en lumière.

Nous aurons à revenir sur ce premier degré de l'alcoolisme et à nous demander si cet individu en état d'alcoolisme latent (Ruyssen), d'alcoolisme insidieux (Frantz Glénard), cet alcoolomane, comme le Dr Sapelier propose si justement de le nommer, si cet homme, disons-nous, présente des désordres suffisamment caractérisés pour amener, chez ses descendants, des phénomènes d'hérédité alcoolique.

II

Alcoolisme du fœtus.

La question de l'alcoolisme fœtal est d'une importance capitale : il s'agit, en réalité, de prouver l'existence de l'alcoolisme congénital ou héréditaire.

Cette forme est admise par tous les auteurs actuels et en particulier par ceux dont nous citerons les noms ou rappellerons les paroles au cours de cette étude.

La preuve de l'alcoolisme fœtal repose sur deux ordres de faits se rapportant à l'observation clinique et à la physiologie expérimentale.

Observation clinique.

Deux cas peuvent se présenter, suivant que l'alcoolisme accompagne la fécondation ou qu'il agit sur l'embryon pendant la vie intra-utérine. Avec Guénard, nous distinguerons ces deux cas et nous les examinerons successivement.

Premier cas. — **L'alcoolisme accompagne la fécondation.**

Dans ces conditions, si nous considérons les géniteurs, nous nous trouvons en présence de deux catégories d'individus. Les uns sont des alcooliques chroniques; les autres présentent de l'alcoolisme aigu au moment de la conception. On peut se demander, avec le professeur Lancereaux, si c'est l'alcoolisme chronique chez le père qui fait l'hérédité alcoolique chez l'enfant, ou bien si c'est seulement parce que le père était ivre au moment de la conception, que l'enfant deviendra malade.

Les géniteurs sont atteints d'alcoolisme chronique.

Cette formule générale peut s'appliquer à l'un des procréateurs ou bien à tous les deux. Nous relevons chez eux des habitudes d'intempérance suffisantes en intensité et en durée pour que cet état d'alcoolisme chronique ait déterminé des troubles permanents, d'ordre anatomique et fonctionnel, dans certains territoires organiques, et plus particulièrement dans les deux systèmes qui interviennent pour la reproduction, l'appareil génital et le système nerveux.

L'enfant dont les parents sont atteints d'alcoolisme chronique sera-t-il frappé de déchéance? Si, dans l'avenir, cet enfant présente des altérations somatiques ou des troubles intellectuels, aurons-nous le droit d'incriminer les ascendants? Pourrons-nous admettre une relation de cause à effet entre la tare des procréateurs et la déchéance du procréé?

Bien des observateurs concluent par l'affirmative et en particulier Vaucleroy :

Lorsqu'on parcourt les travaux publiés dans ces dernières années sur la folie et la criminalité, on voit se dégager de cette étude deux faits importants et absolument démontrés : d'une part, l'accroissement progressif des maladies mentales et des crimes, et d'autre part, la fréquence toujours plus grande de la même cause, l'alcoolisme des parents et la transmission héréditaire.

Ce phénomène moral et social constitue pour l'avenir une menace effrayante, eu égard surtout à l'augmentation incessante de la consommation des boissons alcooliques, notamment des alcools industriels, et au nombre sans cesse croissant des dégénérés et des irresponsables, entraînés par la loi fatale de l'hérédité. Folie, criminalité et alcoolisme marchent de compagnie. Les investigations de la science médicale et les données de la statistique criminelle sont d'accord pour établir la corrélation qui existe entre ces trois facteurs.

Interrogez les médecins, les magistrats, les directeurs de pénitenciers, de prisons, d'hôpitaux ou d'asiles d'aliénés, et tous vous répondront que les trois quarts de ces tristes épaves de la maladie ou du crime sont des ivrognes et que, dans la moitié des cas, se retrouvent les preuves irrécusables de l'alcoolisme des ascendants.

Tout le monde reconnaît que cette loi de l'hérédité alcoolique repose sur des faits positifs et n'est pas le rêve d'un abstinent rigide et austère. Ce que le public ignore généralement, c'est que l'alcool, même à dose modérée, peut amener, chez les prédisposés, des troubles mentaux présentant les signes classiques de l'intoxication alcoolique.

Nous verrons plus loin, en parcourant quelques statistiques, avec quelle éloquence les chiffres viennent malheureusement confirmer la loi de l'hérédité alcoolique.

Cependant, faisons quelques remarques, voire même quelques réserves, au sujet de la loi de l'hérédité alcoolique, pour le cas particulier où les géniteurs sont atteints d'alcoolisme chronique.

Dans l'état actuel de nos connaissances, est-il permis d'aborder, avec quelque précision, la solution de ce problème social : les parents atteints d'alcoolisme chronique engendrent-ils fatalement un dégénéré?

Et lorsque la dégénérescence de l'enfant existe, peut-on se rendre compte du mode d'action de l'alcool ?

L'importance de ces questions est indiscutable. Dans le cas particulier, nous ne voulons pas nier la loi de l'hérédité alcoolique, mais nous cherchons à limiter le champ de ses applications.

Plus loin nous rapporterons les expériences de Nicloux, et nous montrerons que l'alcoolisme des parents entraîne la déchéance de l'enfant lorsque cet alcoolisme préside à la conception, c'est-à-dire lorsque l'alcool lui-même impressionne directement le spermatozoïde et l'ovule.

Ces conditions sont réalisées dans l'alcoolisme aigu. Nous allons en parler dans un instant. En ce qui concerne cette forme d'alcoolisme, il ne saurait y avoir aucun doute. L'alcool agit directement sur les éléments mâle et femelle de la reproduction.

Lorsqu'il s'agit d'alcoolisme chronique, la question est plus complexe. Il n'est pas douteux que, dans la majorité des cas, l'alcoolisme chronique agit à la façon de l'alcoolisme aigu, par intervention directe de l'alcool sur les éléments reproducteurs. Mais il y a d'autres cas où l'alcoolique chronique n'est pas ou n'est plus en puissance d'alcool au moment de la conception. Ni le spermatozoïde, ni l'ovule ne sont touchés par le poison. Si la mère est abstinente durant toute sa grossesse, si le fœtus ne subit l'influence de l'alcool à aucune période de sa vie intra-utérine, peut-on continuer à admettre dans toute sa rigueur, pour l'enfant ainsi procréé, la loi de l'hérédité alcoolique?

Sur cette question, les observateurs gardent le silence. Elle se pose rarement, il est vrai, dans la pratique, par application de l'adage : « Qui a bu, boira. » Cependant elle n'est pas indifférente en ce qui concerne le mariage des alcooliques.

Voici ce que nous admettrions volontiers :

Pour que l'hérédité alcoolique puisse se manifester, il faut que chez les alcooliques chroniques l'alcool préside directement à la conception. C'est ce qui arrive d'ordinaire. Souvent, par surcroît, l'alcoolisme maternel agit sur le fœtus pendant la vie intra-utérine.

Mais il y a des cas où l'alcoolique chronique n'est pas sous l'influence de l'alcool au moment de la conception. Dans ces cas, surtout quand il s'agit de buveurs déjà anciens, il existe le plus souvent des altérations viscérales de l'individu. Si les altérations sont graves, la question de l'hérédité se complique : l'individu considéré n'est plus seulement un alcoolique, ce peut être un albuminurique, un tuberculeux, etc..., et, dans ces conditions, la loi de l'hérédité alcoolique est indirecte dans ses manifestations.

L'anatomie pathologique nous apprend, par exemple, quels désordres l'alcoolisme produit au niveau de l'appareil génital des buveurs, hommes et femmes.

« Chez l'homme, dit Rœsch, les testicules sont quelquefois frappés d'une véritable atrophie ; ces organes se réduisent au volume d'un haricot ou d'un pois, et remontent jusqu'à l'anneau inguinal ; le scrotum et la verge sont flasques ; il y a non seulement impuissance, mais absence de désirs. En même temps, le sujet devient simple comme un enfant et sans caractère... Plusieurs fois, il nous est arrivé d'être frappé de l'état de flaccidité et d'atrophie des testicules des buveurs ; mais, en outre, nous avons pu constater, dans bon nombre de cas, chez des individus ayant de trente à cinquante ans au plus, une modification qui portait sur le contenu des tubes séminifères. »

« Chez la femme alcoolique, dit Lancereaux, la menstruation cesse prématurément et, dans plusieurs cas où cette fonction était éteinte avant l'âge, j'ai noté la petitesse du volume des ovaires, et principalement de la partie corticale ou glandulaire de ces organes. »

Ces modifications, peu ou pas différentes de celles que l'on observe chez les vieillards, conduisent à la conséquence que l'action de l'alcool sur les organes génitaux de l'homme produit une sénilité prématurée.

Que cet individu, dont l'appareil génital a subi de telles altérations, vienne à engendrer un enfant, cet enfant pourra naître chétif, petit, malingre ; il réalisera le type de « l'enfant de vieux ». Sera-t-il à proprement parler un hérédo-alcoolique ?

« Les lésions matérielles dues à l'action sclérogène de l'alcool sont, malgré la suppression du poison, rarement susceptibles de régression » (Sapelier). Néanmoins, si ces lésions sont légères, elles peuvent tendre vers la guérison, et si le sujet a abandonné ses habitudes d'intempérance, il n'est pas irrationnel de penser qu'il puisse procréer un être normal.

Une dernière question se pose : l'alcoolique latent, l'alcoolomane donnera-t-il naissance à un dégénéré, à un hérédo-alcoolique ? Cet homme ne paraît pas malade, son intoxication ne donne lieu à aucun symptôme clinique ; dans ces conditions, y aura-t-il chez son fils des effets pathologiques ?

Nous n'hésitons pas à répondre par l'affirmative ; si l'alcool préside à la conception, nous en retrouverons les traces dans la descendance. « On nous parle, avec une admiration évidente, dit M. Jacquet, de ces gaillards « forts comme des chênes » qui ont vécu jusqu'à 90 ans en buvant une bouteille d'eau-de-vie par jour. Mais il faut voir leurs enfants et surtout leurs petits-enfants ; et quant à la génération suivante, c'est bien simple, il n'y en aura pas. »

Les géniteurs sont atteints d'alcoolisme aigu.

Ils ont des habitudes sobres, mais, accidentellement, à l'heure de la fécondation, l'un au moins d'entre eux se trouvait en état d'ivresse.

Cette intoxication toute fortuite et très courte aura-t-elle une influence néfaste sur le produit de conception ?

Les observateurs sont unanimes à l'affirmer.

« Il y a longtemps qu'on a fait cette remarque et le bon Plutarque a déjà dit cela en un passage ainsi traduit dans la langue si savoureuse d'Amyot :

« Ceux qui se veulent approcher d'une femme pour engendrer, le doivent faire ou du tout à jeun, avant que d'avoir bu du vin, ou pour le moins après en avoir pris bien sobrement, pour que ceux qui ont été engendrés de pères sous et ivres, deviennent ordinairement ivrognes, suivant que Diogène répondit un jour à un jeune homme débauché et désordonné : « Jeune fils, mon ami, ton père t'a engendré étant ivre. » (Debove.)

« Il y a, dit M. Auguste Voisin, une considération qui mérite d'être signalée, c'est que, presque toujours, lorsqu'il m'a été donné de pouvoir découvrir l'intimité de la conception, j'ai appris que dans des cas bien nets et bien déterminés le coït fécondant avait eu lieu pendant l'ivresse du mari. »

« Nul doute, écrit Burlureaux, que l'ivresse des parents au moment de la conception, même en dehors des habitudes d'ivrognerie, ne soit une cause d'épilepsie chez les enfants. Flemming, Burdach, Hufeland, Séguin, Bourneville ont rapporté des observations concluantes. »

Écoutons Dejerine.

« L'influence de l'ivresse, quel que soit le toxique qui la produit, au moment de la conception, n'avait point échappé à Esquirol, Séguin, Morel, Lucas. Récemment Demeaux, Dehaut et Vousgier ont de nouveau étudié cette question et montré, au moyen de plusieurs observations, que l'enfant engendré dans ces conditions peut être aliéné, débile, idiot, épileptique.

Quelque délicat et difficile que soit ce genre de recherches, nous possédons cependant aujourd'hui un assez grand nombre de faits, démontrant qu'une perversion passagère de l'état cérébral, quelle qu'en soit la cause, peut imprimer au nouvel être, conçu dans ces conditions, une modification spéciale qui se traduira plus tard par des symptômes divers, ou analogues à ceux que l'on rencontre chez les vrais héréditaires, c'est-à-dire chez ceux dont les générateurs sont atteints de troubles permanents dans le fonctionnement du système nerveux. »

Guénard pose cette règle générale :

« Quand l'intoxication alcoolique préside à la conception, le sujet procréé est par principe, par définition, frappé de déchéance pour la vie complète. C'est un être taré. »

Combien déplorables, à ce point de vue, sont les libations dont on accompagne volontiers la cérémonie du mariage !

Il nous souvient de quelle fine ironie, M. le professeur Debove soulignait un jour ce contre-sens social. Il nous faisait remarquer comment à des émotions bien légitimes viennent s'ajouter les fatigues de la danse, les repas trop copieux et trop prolongés et surtout les abondantes ingestions de boissons alcooliques, « de telle sorte que le mot mariage est devenu synonyme de noce », et il concluait : « Vénus seule doit présider aux cérémonies de l'hyménée. Il ne faut pas lui associer Bacchus. »

Comme très souvent la défloration s'accompagne de fécondation, on devine quel triste enfant pourra naître de ces parents si fâcheusement déprimés.

Sabatier rapporte « qu'un homme sobre, intelligent et robuste paysan, passa à boire et à manger, comme on le fait dans certains villages des plateaux d'Auvergne, les trois premières semaines de son mariage ; son état resta, pendant tout ce temps, fort voisin de l'ébriété. Neuf mois et demi après, naquit une fille qui n'a pu apprendre à lire et à écrire, toujours de mauvaise humeur, à caractère bizarre et changeant, qui est myope et affectée de nystagmus ».

Les faits de ce genre ne se comptent pas.

DEUXIÈME CAS. — **L'alcoolisme accompagne la grossesse.**

« La femme enceinte qui s'alcoolise, alcoolise l'enfant qu'elle porte » (Guénard).

A quels signes reconnaît-on l'alcoolisation du fœtus au cours de la grossesse?

Parcourons les observations suivantes :

OBSERVATION I (BESSIÈRES).

Je me rappelle avoir été consulté par une femme d'environ trente ans qui, se trouvant enceinte, avait pris l'habitude de boire de l'eau-de-vie et cela plusieurs fois par jour. C'était une envie, disait-elle, depuis qu'elle était enceinte, car précédemment elle n'en avait jamais bu !

Elle se plaignait de souffrir beaucoup de mouvements par trop violents de son enfant. C'est alors qu'en l'interrogeant, elle m'avoua sa passion pour l'eau-de-vie. Je lui fis comprendre, en la menaçant d une fausse couche, tout le danger qu'elle faisait courir à son enfant, si elle ne cherchait pas à se vaincre. Elle suivit difficilement mes conseils ; les mouvements de l'enfant continuèrent ; elle accoucha à huit mois d'une petite fille maigre, chétive et fort peu développée. Cette enfant resta longtemps comme atrophiée et mourut vers l'âge de six ans dans un profond marasme.

OBSERVATION II (GUÉNARD).

Une mère de famille nous avouait, il y a quelques jours, que, sur les conseils de parentes, elle fit, au cours de sa première grossesse, un grand usage de liqueurs fortes. Ces nouvelles habitudes lui étaient particulièrement désagréables ; elle n'y était pas poussée par une de ces envies, œuvres de l'imagination, si fréquentes chez les femmes enceintes. Elle prenait des petits verres parce que, disait-on, cela était nécessaire pour que l'enfant vînt au monde « blanc et fort ». Cet enfant, âgé de quatre ans, est actuellement bien portant ; mais il fut difficile à élever et, sous des apparences de bonne santé, il cache une prédisposition marquée aux affections ordinaires de l'enfance, troubles digestifs, bronchites et impétigo.

Faiblesse de constitution présentée par l'enfant à sa naissance; tares pathologiques qui le frappent définitivement; résistance moindre aux maladies pour l'avenir : voilà les grands traits qui se dégagent de ces deux observations. « Ces enfants, s'ils grandissent, ne seront pas des citoyens dont la patrie aura le droit de s'enorgueillir; ils resteront chétifs, malingres, exposés à divers accidents nerveux et subiront toute leur vie les tristes conséquences du péché originel. » Tels sont, en effet, les caractères primordiaux et ordinaires de l'alcoolisme congénital ou héréditaire.

Mais là ne se borne point le bilan pathologique du mal hérédo-alcoolique. Beaucoup plus complexe est la série des accidents imputables à l'alcool. Nous allons les passer en revue.

1° *Nullité de la conception.*

« L'ivrognerie étouffe en germe les deux tiers des individus qui auraient dû être procréés » (Lippich).

2° *Mort du fœtus.*

« Sans parler des accidents multiples qui peuvent frapper de préférence toute femme adonnée à l'ivrognerie, nous devons reconnaître qu'il y a chez elle, par le fait même de ses excès, une cause de mort pour l'enfant qu'elle porte dans son sein » (Bessières).

3° *Avortement et accouchement prématuré.*

« L'abus du vin par les femmes dont le système nerveux jouit d'une si grande irritabilité est une des principales causes de l'avortement et des fâcheux accidents de la parturition qu'il est si commun d'observer dans les pays vignobles » (Joseph Franck).

« J'ai été frappé de la fréquence des avortements chez les femmes adonnées à l'ivrognerie » (Lancereaux).

Les observations suivantes nous semblent caractéristiques à ce point de vue.

Observation III (Personnelle).

La nommée R..., âgée de 30 ans, journalière, entre à la Maison de Nanterre en décembre 1900. Elle accuse très nettement des habitudes non douteuses d'intempérance et avoue prendre quotidiennement plusieurs apéritifs et un minimun de deux ou trois litres de vin.

Elle s'est mariée il y a neuf ans, avec un ouvrier charpentier qui était, dit-elle, bien portant, mais se livrait également à la boisson.

On ne trouve dans ses antécédents personnels aussi bien que dans ceux de son mari, aucun signe de tuberculose ni de syphilis. Elle n'accuse également aucune tare nerveuse au point de vue héréditaire.

Cette femme a eu, depuis sept ans, quatre grossesses. Les trois premières se sont terminées par des avortements entre trois et six mois. Nous avons été témoin de la quatrième grossesse dans les circonstances suivantes : le mari de cette femme a été tué dans son travail en novembre 1900, alors qu'elle était enceinte de quatre mois. Après la mort de son mari elle continua à se livrer à la boisson, et c'est pour vagabondage qu'elle fut amenée en décembre à la Maison de Nanterre.

A son entrée, on constate en effet que le fond de l'utérus est à égale distance du pubis et de l'ombilic : son volume répond donc bien à une grossesse d'environ cinq mois. Cette femme est restée depuis ce temps à la Maison départementale. Ses urines, examinées plusieurs fois pendant sa grossesse, n'ont jamais contenu d'albumine.

La grossesse continua à évoluer normalement pour se terminer en avril par un accouchement spontané, à terme, d'un enfant vivant et bien portant. L'enfant était bien constitué, mais petit. Il pesait 2 kilog. 450 et le placenta 480 grammes.

Les suites de couches furent normales. L'enfant, élevé au sein maternel, a augmenté régulièrement : il pèse aujourd'hui près de 5 kilog.

Cette observation nous a semblé intéressante à rapporter. Étant données les conditions particulières dans lesquelles nous l'avons recueillie, elle démontre, d'une façon très nette, l'influence heureuse du repos, d'une hygiène rigoureuse, enfin et surtout, d'une abstinence complète de boissons alcooliques, sur la marche et la terminaison de la grossesse chez une femme dont on ne peut expliquer les avortements successifs par une cause autre que l'intoxication alcoolique.

Observation IV (Communiquée par M. Guénard, interne des hôpitaux).

Une jeune femme âgée de 30 ans, mariée depuis six ans à un homme vigoureux, mais grand buveur.

Cette femme a fait cinq fausses couches de deux à cinq mois et, jusqu'à présent, aucune grossesse n'a pu être menée à terme, malgré toutes les précautions prises.

Bien que d'une santé délicate, elle ne présente cependant aucune lésion organique précise. En particulier, on ne saurait invoquer, dans la circonstance, les raisons pathologiques ordinaires de l'avortement : syphilis, tuberculose, brightisme.

Lorsque nous l'avons vue pour la première fois, elle était enceinte de nouveau, de trois mois environ. En l'interrogeant, nous avons appris qu'elle absorbait de l'alcool en grande quantité sous forme de boissons fermentées et même distillées ; ces habitudes d'intempérance, qui sont admises volontiers dans un but utilitaire à l'égard de la mère et de l'enfant qu'elle porte, étaient encore favorisées par le mari qui excitait sa femme à boire.

En présence de l'un et de l'autre, nous avons blâmé énergiquement ces habitudes déplorables et, comme condition nécessaire, sinon suffisante, d'une grossesse normale, nous avons prescrit à la femme l'abstinence complète, tout en réservant d'ailleurs le pronostic, puisque la grossesse était déjà commencée.

Aujourd'hui celle-ci est parvenue, sans accident, au huitième mois. Il y a lieu d'espérer un bon résultat.

Cette observation est intéressante. Sans vouloir prétendre que l'alcoolisme a été l'unique raison des accidents et que la suppression de l'alcool a été le remède radical, il y a certainement entre l'abstinence à laquelle cette femme enceinte s'est soumise et l'évolution normale de sa grossesse, autre chose qu'une simple coïncidence.

Observation V (Personnelle).

Le nommé Per..., tailleur de pierres, se marie en 1888, à l'âge de 24 ans. C'était alors un fort gaillard, jouissant d'une excellente santé, sans antécédents alcooliques ni tuberculeux dans sa famille.

Sa femme, Jeanne S..., blanchisseuse, âgée de 20 ans, n'a jamais fait aucune maladie. Elle possède encore ses parents qui sont, nous assure-t-elle, bien portants.

En avril 1889, ils eurent un premier enfant, c'était un garçon, bien constitué et très fort. La mère lui donna le sein pendant neuf mois au bout desquels elle le mit au régime mixte : sein et biberon. Cet enfant se développa rapidement sans le moindre accident maladif.

En mars 1891, second garçon gros et fort. La mère, retenue au dehors par son travail, l'éleva au lait de vache le jour, au sein la nuit. Sauf quelques troubles légers de gastro-entérite, au début de sa dentition, cet enfant n'a cessé de se bien porter. Il se montra de bonne heure remarquablement éveillé et intelligent.

Vers cette époque, le mari se mit à boire : vin et spiritueux. Pas d'absinthe. Il se grise quelquefois, mais rarement.

C'est dans ces conditions qu'il est père, en octobre 1895, d'un troisième garçon, né à terme, bien proportionné, mais remarquablement chétif et malingre. Son accroissement se fait lentement, avec des troubles fréquents : vomissements, diarrhée, et à deux reprises des convulsions inexpliquées. A dix mois il contracte la rougeole, à la suite de laquelle apparaît de l'impétigo du cuir chevelu. Mais vers dix-sept mois, dans son deuxième hiver, une broncho-pneumonie menace de l'enlever.

A deux ans, c'est un enfant maladif, petit, qui toussote, n'a pas d'appétit. Il ne marche que depuis peu et prononce à peine quelques mots. « Il est alors, dit la mère, aussi bête que ses frères étaient intelligents. » Quelques mois plus tard, en janvier 1898, cet enfant meurt en quelques jours au milieu de phénomènes méningitiques.

Depuis lors, la mère a contracté, elle aussi, des habitudes d'intempérance qu'elle n'avoue pas, il est vrai, sans beaucoup de réticences. Son mari est devenu « un ivrogne fini ».

Cette femme vient à la Maison départementale en août 1900. Quelques jours après son entrée, elle fait, dans notre service, une fausse couche d'environ trois mois. Pas d'albumine, pas de traumatisme, aucune trace d'infection syphilitique.

La femme Per... croit d'ailleurs que pareil accident lui est arrivé déjà au mois de février de la même année : elle aurait fait à cette époque une fausse couche de six à sept semaines.

Cette femme a quitté la Maison départementale au mois de septembre. Nous n'avons donc pu la suivre.

Ces trois causes : nullité de la conception, mort du fœtus, avortement, ont pour conséquence une diminution sensible de la natalité. Toutes les statistiques s'accordent à montrer une relation inversement proportionnelle entre l'alcoolisme d'un pays et sa natalité.

4° *Aspect misérable du nouveau-né.*

« Quand l'enfant est petit, proclament les accoucheurs, recherchez l'albuminurie, la tuberculose ou l'alcoolisme. »

5° *Mort précoce de l'enfant.*

« Les hérédo-alcooliques sont des individus en état permanent de moindre résistance. S'ils naissent parfois sans aucune tare héréditaire manifeste, ils naissent dans un état de débilité générale en tout analogue à ceux que crée la syphilis, par exemple, et qui les rend totalement incapables de lutter contre l'assaut de certaines affections organiques aiguës ou chroniques.

« La moitié des enfants de Londres, issus de parents alcooliques, n'arrive pas à l'âge de 3 ans, tandis que les enfants des Quakers, qui vivent sobrement, atteignent l'âge de 47 ans. »

6° *Tares physiques et intellectuelles.*

On les observe en proportion considérable dans le 83 à 86 pour 100 des cas, suivant Demme et Rœsch.

Pour se convaincre du fait, il suffit de jeter un coup

d'œil sur les statistiques suivantes, empruntées à plusieurs médecins des maladies mentales.

Sur 300 cas d'idiotisme des enfants :
143 cas d'alcoolisme des parents (Howe).
Sur 114 cas d'idiotisme des enfants :
62 cas d'alcoolisme des parents (Demme).
Sur 244 cas d'épilepsie des enfants :
163 cas d'alcoolisme des parents (De Bourneville).
Sur 83 cas d'épilepsie des enfants :
60 cas d'alcoolisme des parents (Martin).

Prenons la statistique d'Escheverria : 68 hommes alcooliques et 47 femmes alcooliques donnent le jour à 476 descendants, sur lesquels :

3.....	Sourds.	19.....	Scrofuleux.
3.....	Suicidés.	23.....	Mort-nés.
5.....	Ataxiques.	23.....	Paralytiques.
7.....	Strabiques.	26.....	Hystériques.
7.....	Paralytiques généraux.	79.....	Seuls vivent sains.
9.....	Choréiques.	87.....	Affections diverses.
13.....	Idiots de naissance.	96.....	Épileptiques.
19.....	Fous.		

107 ont succombé à des convulsions dans leur enfance.

Statistique de Legrain :

Sur 761 descendants de buveurs :

322.....	Dégénérés.	131.....	Épileptiques.
155.....	Aliénés.		

La thèse de Combemale contient, sur la descendance des alcooliques des observations remarquables. « Les descendants des alcooliques offrent tous, sauf exception, des phénomènes de dégénérescence, dégénérescence qui se caractérise par des atrophies partielles, portant, uniquement ou à la fois, sur le corps et l'esprit : anomalies de développement dans la vie intra-utérine, état général faible, intelligence au-dessous de la normale.

L'atrophie, ce caractère initial de la dégénérescence agissante chez les descendants d'alcooliques, peut porter son effet sur les différents systèmes, sur l'ensemble du corps, par exemple, et réduire la stature de toute une famille ; la pâleur du visage, l'absence de poils, l'indécision de couleur des cheveux, la gracilité des membres, la mollesse des tissus, sont encore des caractères de dégénérescence.

Il est bien d'autres expressions de la souffrance de l'état général que nous pourrions énumérer. La multiplicité des maladies chez le même individu, la variété d'expression de cette nutrition alanguie chez les membres de la même famille, avec une dominante toutefois, est chose commune.

Ces diverses manifestations ont une gradation en intensité ; elles ont aussi un cycle établi pour leur apparition. Les premières, les difformités, les vices de conformation grossière, se produisent pendant la vie intra-utérine et, le plus souvent, sont incompatibles avec la vie dans l'atmosphère. Les secondes, caractères extérieurs de l'individu, tiennent de l'enfance, de l'époque du plus grand développement corporel, elles font du sujet un être anormal, vivant péniblement dans le milieu social. Les troisièmes, degré de résistance à la maladie, surviennent pendant le développement, mais produisent leurs fruits à la puberté, à la maturité de l'âge, et limitent toujours la durée de la vie ; elles font de l'individu un malade, dont l'intégrité nutritive devient la cause d'une incompatibilité, avant le temps, sociale et vitale.

L'alcoolisme traduit son influence sur l'état intellectuel originel de la descendance par des effets incontestables ; chacune des trois grandes facultés de l'âme (l'intelligence, la sensibilité, la volonté) est atteinte dans sa quantité ou sa qualité ; leur fonctionnement isolé ou leur concours habituel, qui fait de chaque homme une personnalité ou un être vivant au milieu de ses semblables, suivant les conventions sociales, est plus ou moins lésé, et cela dès la naissance ; l'éducation, cette génération psychique, est le plus souvent sans ressources contre ces anomalies de l'état intellectuel et moral, et la société doit le plus souvent imputer à l'alcoolisme des géniteurs ces états morbides constitutionnels.

Plus restreintes encore sont ces atrophies dont la perte de la volonté, la diminution du libre arbitre, l'absence ou la perversité de tel et tel sentiment, de telle ou telle faculté de l'intelligence, sont des signes si fréquents. Mais là ne s'épuise pas l'action de l'alcoolisme ancestral : dans le cours de la vie peuvent se montrer des altérations durables ou passagères de la raison, des lésions psychiques ou somatiques particulières, surtout aux époques critiques, enfin des maladies générales ne reconnaissant pas d'autre cause que cet état d'infériorité physique ; et, si l'hérédité est homologue, on retrouve toujours l'aggravation de l'atrophie première. Atrophie originelle ou atrophie acquise dans le cours naturel de la vie, telle est l'expression de la dégénérescence causée par l'alcoolisme des ascendants.

ATION VI (COMBEMALE).

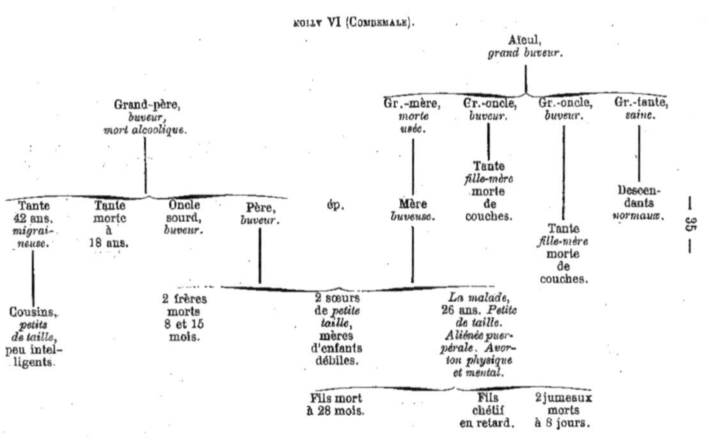

OBSERVATION VII (COMBEMALE).

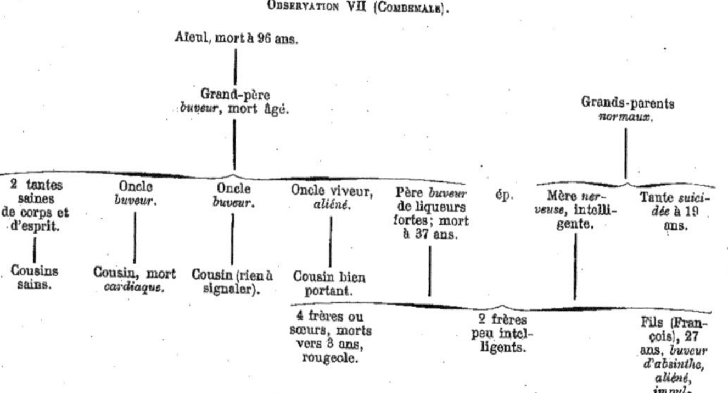

Observation VIII (Combemale).

Grand'mère, *fille-mère*, excès de toutes sortes.

Grands-parents bien portants.

Père, *terreurs nocturnes*, *buveur*. — ép. — Mère, saine. — Oncle, méningite. — Tante, phtisique à 14 ans. — Oncle et tante bienportants.

Frère mort du *carreau*.	Alphonse (le malade) 21 ans *épileptique aliéné*.	Frère bien portant.	Frère *hémophilique*.	Sœur *pisse tard au lit*.	Frère maigre.	Frère mort accident.

Physiologie expérimentale.

Des données expérimentales sont venues tout récemment apporter à la clinique un précieux appui. Les résultats remarquables obtenus par Nicloux dans ses recherches jettent quelque lumière sur cette question si délicate et si controversée de l'hérédité alcoolique. Grâce à une méthode très sensible, basée sur la réaction que fournit l'alcool oxydé par le bichromate de potasse en présence de l'acide sulfurique, Nicloux a prouvé que l'alcool ingéré à 10 p. 100 par voie gastrique passe dans les glandes génitales, testicule, prostate ou ovaire, et dans les produits de sécrétion, sperme, liquide vésiculo-prostatique, ovule.

L'alcool qui altère les glandes séminales et par suite le produit de sécrétion de ces glandes, imprègne, par surcroît, le spermatozoïde dont il atténue la mobilité et affaiblit la résistance quand il ne le tue pas. L'ovule, lui aussi, est compromis dans sa vitalité.

On devine les funestes effets de l'action du poison sur l'œuf en voie de segmentation au début de la vie embryonnaire.

Si cette intoxication subsiste, et c'est le cas le plus fréquent, à chaque instant de la vie intra-utérine, l'enfant, dont les divers tissus et organes s'élaborent à leur tour, sera imprégné d'alcool. La nutrition sera troublée et le perfectionnement compromis.

En effet, poursuivant ses recherches chez des accouchées, Nicloux a reconnu le passage rapide dans l'embryon de l'alcool ingéré par la mère. Il en arrive à conclure :

« L'alcool ingéré passe de la mère au fœtus avec une telle facilité que les teneurs en alcool du sang maternel et du sang fœtal sont sinon égales, du moins très voisines, et de ce fait on est en droit de conclure que les désordres nerveux, ivresse, éréthisme, qui sont la conséquence de l'apparition dans le sang d'une quantité déterminée d'alcool ont, par cela même, une répercussion immédiate sur l'organisme fœtal. »

« Quels qu'en soient la nature, le titre et la quantité, un liquide alcoolique est, pour le fœtus, non seulement inutile, mais encore dangereux. »

L'alcool inutile à la vie extra-utérine l'est aussi, *a fortiori*, à la vie intra-utérine. Le fœtus n'a pas besoin de ce corps étranger calorifique que Nicloux a retrouvé dans le liquide amniotique. S'il produit peu de chaleur, il en perd à peine, sa température reste toujours supérieure à celle de la mère (H. Roger, Bærensprung, Schæffer, Wurster, Lépine).

L'alcool est dangereux. C'est un toxique qui agit particulièrement sur le système nerveux dont il trouble les fonctions calorimétriques. Pour de très petites doses, il est excitant et hyperthermisant; pour des doses modérées, il est dépresseur et hypothermisant; à doses de plus en plus fortes, il devient convulsivant, puis paralytique, tout en maintenant l'hypothermie.

Cette perturbation aura pour effet de compromettre singulièrement l'évolution de ce système, non seulement dans le présent, mais encore dans l'avenir; elle produira des retards, des anomalies, des arrêts de développement. L'embryon, caché profondément dans l'utérus, derrière les parois abdominales, n'exige pas, pour sa nutrition et sa température, un système nerveux parfait; mais, lorsqu'il quittera l'organisme maternel qui l'abrite, comment pourra-t-il accomplir ses fonctions de nutrition et produire sa chaleur animale avec un système nerveux incomplet ? Il ressentira, avec une extrême facilité, le contre-coup des variations de la température extérieure, comme les fœtus venus avant terme et les animaux à température inconstante.

« Lorsque, dit Richet, la température d'un organisme descend au-dessous d'une certaine limite, son activité fonctionnelle diminue tout d'abord, puis, si le refroidissement continue, elle s'éteint définitivement..... La chaleur est donc une condition indispensable à l'accomplissement des actes chimiques réalisés par des êtres vivants. Sans elle, la vie cesse de se manifester, et les organismes succombent faute de l'énergie qui leur est nécessaire. Or si, à l'origine de l'organisation, les basses températures peuvent suspendre les phénomènes chimiques de la vie pour un temps illimité, sans toucher la constitution moléculaire du protoplasma, il n'en est pas de même lorsqu'il s'agit des organismes perfectionnés. Chez ces derniers êtres, le moindre arrêt, la plus légère perturbation, locale ou générale, retentissent sur la vie de l'ensemble et troublent l'harmonie physiologique qui doit exister parmi les divers organes en fonctions. »

III

Alcoolisme du nourrisson.

Observation clinique.

Nous avons vu dans le premier chapitre que l'alcool, aliment nul, toxique certain, ne peut être ingéré par l'adulte qu'à doses fort modérées, sous peine de graves dangers.

Le deuxième chapitre nous a montré les funestes effets de l'alcoolisme sur la reproduction.

Que ce même poison soit également des plus contraires au nourrisson, voilà ce qui ne saurait surprendre.

L'enfant qui ouvre les yeux à la lumière est un être incomplet dont l'organisme, encore inachevé, demande à se développer. Comme le dit Hufeland, on peut appeler le temps qui s'écoule immédiatement après la naissance et pendant la première année, la suite d'une création dont une moitié s'opère dans l'intérieur et l'autre moitié au dehors du sein de la mère. Certains organes, jusqu'alors inactifs, commencent à fonctionner; ils se développent et se modifient; d'autres disparaissent. L'enfant passe dans des sphères d'existence entièrement nouvelles, d'abord dans la vie extra-utérine, puis dans celle des sens, enfin dans la sphère du monde intellectuel. La vie de l'enfant n'est donc pas un état normal, mais une suite d'efforts pour y arriver. C'est ainsi que le médecin doit la considérer.

On comprend sans peine comment un tel organisme est mal armé pour résister à un empoisonnement, combien son développement sera fâcheusement influencé, voire compromis par l'addition ou la substitution d'un corps étranger toxique à l'unique aliment convenable pour son appareil digestif incomplet : le lait.

Élevé au sein ou élevé au biberon, le nourrisson devient, beaucoup plus souvent qu'on ne se l'imagine, la proie de l'alcoolisme.

Mais les dangers ne sont pas égaux dans les deux cas.

I. — L'intoxication alcoolique rencontre chez les nourrissons élevés au sein des causes particulièrement favorables à son développement.

Parfois ces enfants sont alcoolisés directement. Pour apaiser leurs cris, on leur fait sucer un biscuit, un morceau de pain imprégné d'un liquide alcoolique, même on leur fait avaler à la cuiller quelques gouttes de ce breuvage. Le vin passe, dans certains milieux, pour un adjuvant du travail de dentition. Bessières rapporte qu'à Laybach, dans les États autrichiens, on prétend qu'il faut, dans ce but, donner du vin aux enfants, « la mère dût-elle pour cela vendre jusqu'à sa dernière jupe ».

D'autres fois, l'alcool a été prescrit par le médecin dans un but thérapeutique. Encore que la question soit discutable et discutée, admettons un instant l'utilité réelle, pour le petit malade, d'absorber, dans des conditions bien déterminées, une potion alcoolisée. L'enfant guérit, et dès lors la prescription n'a plus sa raison d'être. Tel n'est pas l'avis de la famille : puisque ce régime faisait du bien au petit, il faut le lui prolonger. Pendant des semaines et des mois, en cachette au besoin, la mère continuera à administrer à l'enfant sa quotidienne ration d'alcool. Elle croit sincèrement, d'ailleurs, agir ainsi au mieux.

Mais le plus souvent, c'est par le lait de la nourrice que s'alcoolisent les nourrissons au sein. L'alcoolisme du nourrisson découle, conséquence directe et fatale, de l'alcoolisme de la nourrice.

Le fait est certain, quelle que soit la quantité d'alcool absorbée par la mère, quelle que soit la forme sous laquelle est ingéré cet alcool.

Avant que des recherches expérimentales eussent donné à ce fait l'appui d'un contrôle scientifique rigoureux, l'observation clinique avait déjà signalé des altérations de la santé chez les enfants élevés au sein par des nourrices alcooliques.

Quelques observations que nous avons recueillies sont caractéristiques à cet égard.

Observation IX (*Résumée;* Vernay, *Lyon médical*, 1872).

Enfant né à huit mois, pesant 2 kilogr. 100, allaité d'abord au biberon. C'est vers le quinzième jour seulement qu'il peut prendre le sein d'une nourrice. Il gagne 150 gr. dans la première quinzaine, 150 gr. dans la deuxième, 320 gr. dans la troisième, 490 gr. dans la quatrième. En tout 1,010 gr., soit un tiers de plus que la moyenne. Il paraît grossir à vue d'œil.

Vers le deuxième mois, l'enfant devient très irritable et présente une hyperesthésie générale marquée. Il a des contractions passagères qui deviennent de plus en plus fréquentes. Le Dr Vernay décrit ainsi les crises dont il fut le témoin : « Après une courte agitation, l'enfant se raidit dans tout son corps, sa tête se tourna lentement vers l'épaule droite ; la figure s'injecta de sang, se cyanosa même par une suspension de la respiration qui dura bien dix secondes. Alors la face se tourna à gauche, et soudain l'enfant cria comme de douleur ou d'effroi pendant une demi-minute.

« A cette phase tonique succéda une période clonique caractérisée par des contractions très rapides de tout le corps. Tous les muscles de la face y participèrent : la bouche entr'ouverte laissait voir le tremblement de la langue ; la lèvre inférieure, en s'agitant, se repliait vers la langue. Ces contractions étaient légères et ressemblaient plutôt à un tremblement. La face était pâle, la respiration n'était pas suspendue ; cependant, à la fin de la crise, l'enfant avait besoin de faire plusieurs grandes inspirations. Cette période durait de une à cinq minutes.

« Le diagnostic resta en suspens cinq jours pendant lesquels on administra du musc, de la belladone et du bromure de potassium à l'enfant, jusqu'au moment où on découvrit que la nourrice buvait chaque jour six à huit verres de vin pur, d'un vin généreux et capiteux, et de plus, un verre ou deux la nuit.

« On interrompit l'allaitement pendant six jours. On modifia le régime de la nourrice. L'enfant fut tenu à l'abri de la lumière et du bruit, les membres libres. Les crises allèrent en s'espaçant et cessèrent deux jours après. L'enfant reprit alors le sein de la nourrice et depuis se porta très bien. »

Observation X (Charpentier, *Bull. de la Soc. protectrice de l'enfance*, 1873).

Une femme est accouchée il y a quelques mois, pour la deuxième fois, d'un gros et bel enfant. Pendant les trois premières semaines, cet enfant allait très bien, et la nourrice que j'avais placée moi-même près de cet enfant semblait être une excellente nourrice, qu lanpa mère me dit un jour qu'elle était étonnée de voir son enfant, chaque fois qu'il avait teté, être agité, énervé. Au lieu de s'endormir comme faisait son premier enfant, il criait, s'agitait, devenait rouge, en un mot n'avait pas du tout l'aspect habituel des enfants qui ont leur suffisance de lait. J'examinai la nourrice : je n'eus rien à noter. Elle avait un lait abondant et riche en globules. J'engageai à patienter.

Au bout de quelques jours, l'enfant (il avait alors cinq semaines) fut pris d'une éruption très abondante de gourme sur la figure, le cou et une partie du tronc : la peau devint rouge, les garde-robes furent de plus en plus difficiles et enfin, à cette agitation persistante après l'allaitement succéda une fois une véritable crise convulsive dont je fus le témoin sans pouvoir, d'après les phénomènes présentés par l'enfant, attribuer son état à aucune des causes habituelles des convulsions enfantines.

Je questionnai alors les parents et tout le monde autour de moi. Les domestiques finirent par m'avouer que l'enfant étant très gros et très vigoureux et tetant beaucoup la nourrice dont le lait avait déjà neuf mois, celle-ci buvait par jour, dans le but de le renouveler, quatre bouteilles de vin qu'elle supportait assez bien pour ne pas éveiller les soupçons de sa maîtresse. Pensant aussitôt à une intoxication alcoolique, je fis surveiller attentivement la nourrice qui fut mise au régime suivant : une demi-bouteille de vin par jour, plus une bouteille de bière, un litre ou deux de tisane d'orge, nourriture rafraîchissante. En quelques jours, l'enfant reprit complètement la santé ; il n'y eut plus d'agitation, plus de convulsions ; en huit jours, la gourme disparut complètement.

Observation XI (Périer, *Ann. de méd. et de chir. inf.*, 1898).

Le professeur Budin me confiait, il y a quelque temps, un enfant de son voisinage qui venait d'avoir une violente convulsion et pour lequel il avait été inopinément appelé, comme plusieurs médecins voisins, auxquels dans l'affolement général on s'était adressé.

M. Budin n'avait pas mis au monde cet enfant, il savait peu de son histoire, mais avait appris que la mère, jeune étrangère, fortement anémique, pour se donner des forces et... du lait prenait, sur prescription de son médecin, disait-elle, beaucoup de vins de quinquina ou autres et, de son chef, du bordeaux, du champagne, des bières brunes et blondes, sans discernement ni mesure.

Je vis l'enfant à une heure de l'après-midi. Comme il sommeillait, je fis auprès de la « nurse » une enquête qui me révéla ceci : l'enfant né bien conformé et pesant à la naissance 4,800 gr. était nourri, depuis, en partie au sein de la mère, en partie au lait stérilisé du commerce. La croissance avait été de 30 gr. par jour ; il pesait alors 12 livres et avait cinq semaines.

Tout avait été à souhait jusqu'à la nuit précédente où, après avoir pris le sein de sa mère, l'enfant avait eu sa première convulsion. Pourtant la « nurse » avait remarqué que l'enfant, sans être malade, était nerveux, au sommeil agité, au réveil facile; il semblait être un peu en vibration comme l'entourage, si bien qu'après coup elle déclarait que ce qui venait d'arriver ne l'avait pas trop surprise.

L'enfant s'étant éveillé, je l'examine avec soin et, ne trouvant pas de fièvre (température rectale : 37°,4), rien à la peau, à la bouche ou à la gorge, rien au poumon, rien nulle part qui pût expliquer ces convulsions, je fais donner un lavement qui amène une selle jaune d'or; je prescris une potion calmante et, l'heure du repas étant venue, je fais mettre l'enfant au sein de la mère. Après une tétée de 60 gr. environ, je fais installer dans son berceau l'enfant qui s'endormait, et je le quitte, promettant de le revoir dans la soirée. Une heure s'était à peine écoulée qu'un coup de téléphone me rappelait en hâte: l'enfant venait d'être repris d'une troisième convulsion plus violente que les précédentes.

Je le trouve effectivement en pleine crise éclamptique : l'attaque dure plus d'une heure, et quand elle paraît céder sous l'influence d'inhalations de chloroforme, elle fait place à un état convulsif permanent entrecoupé de véritables attaques.

Justement préoccupé de cet état, je place auprès du baby

M. Bayeux, ancien interne des hôpitaux, qui devait faire donner un bain sinapisé, un lavement calmant, recourir encore au besoin aux inhalations de chloroforme et parer à toutes les éventualités.

M. Budin, qui veut bien revoir le malade avec moi dans la soirée, pense également que ces convulsions sont dues à une intoxication par le lait alcoolisé de la mère.

La nuit qui suit se passe assez mal ; les convulsions se reproduisaient dès que l'enfant n'était plus sous l'action des calmants. A quinze reprises différentes, nous dit M. Bayeux, de 9 heures du soir à 8 heures du matin, le bébé a été en proie à des attaques extrêmement violentes dont voici les grands traits :

Vingt minutes environ après que l'administration de quelques gouttes de chloroforme l'avaient plongé dans une demi-torpeur, l'enfant poussait un gémissement sourd et aussitôt tout son corps entrait en violente convulsion tonique qui durait de quinze à vingt secondes ; puis une attaque de clonisme se manifestait ; les yeux étaient tournés en haut, les paupières battaient en larges saccades assez rapides, saccades qui agitaient également les bras et les avant-bras, surtout le bras gauche ; on eût dit que la face et les membres supérieurs étaient sous l'influence de secousses électriques violentes répétées à chaque seconde.

Pendant ce temps, la respiration était complètement suspendue, la bouche fermée avec force, la langue collée au voile du palais et il fut nécessaire à plusieurs reprises d'introduire le doigt derrière la base de la langue pour faciliter les inhalations de chloroforme ; le tonus gagnait bientôt les muscles abdominaux et, en général, la crise se terminait par l'émission de gaz, de matières ou d'un peu d'urine.

Pas d'écume aux lèvres, pas de projection de la langue en avant, pas de cris.

Dans l'intervalle de ces fortes crises, nous notâmes à plusieurs reprises des troubles du rythme respiratoire qui, à certains moments, prit le type de Cheyne-Stockes.

La journée fut déjà meilleure, mais l'enfant était à jeun ; nous conseillâmes la suppression totale de l'allaitement maternel et le choix d'une nourrice au sein qui conserverait son propre enfant. Celui-ci entretiendrait son lait si le petit malade tétait peu et, s'il venait à succomber, la nourrice ayant son enfant avec elle pourrait aisément se replacer. Quant à la mère, elle ne désirait pas continuer nourrir et surtout elle ne paraissait guère disposée à cesser le régime qui était destiné à lui donner des forces.

Une première petite tétée fut suivie de sommeil, puis l'enfant fut remis au sein toutes les deux heures, et la nuit du 18 au 19 se passa sans nouvelles convulsions. Une petite dose de magnésie nous donna une évacuation normale. Le 20, tout rentrait dans l'ordre.

L'enfant, qui avait perdu environ 200 gr. en trois jours, reprit assez vite et, chose typique, il commença, quelques jours après, à goûter ce sommeil calme, proverbial, des enfants qu'il n'avait encore jamais connu depuis sa naissance.

De ceci on peut conclure que l'usage immodéré de spiritueux que fait la mère ou la nourrice, même dans un but thérapeutique, peut devenir préjudiciable au nourrisson; qu'il importe au médecin d'être très circonspect dans ses prescriptions dès qu'il s'agit de préparations à base de vins généreux, attendu que dans cette voie son ordonnance ne sera le plus souvent que trop bien suivie.

Observation XII (H. Meunier ; résumée par le Dr Périer, in *Ann. de méd. et de chir. inf.*, 1898).

Je fus appelé auprès d'un enfant de cinq semaines atteint depuis plusieurs jours de convulsions presque incessantes, qui faisaient craindre un dénouement funeste.

Le petit malade était le deuxième enfant de parents jeunes et bien portants, chez lesquels aucune tare suspecte ne pouvait être relevée. Poids, 4,600 grammes ; âge, cinquième semaine. Selles et urines satisfaisantes, témoignant ainsi, avec la courbe des pesées, d'une alimentation bien réglée et profitable. La seule remarque fâcheuse faite par les parents concernait l'irritabilité de l'enfant qui, depuis quelque temps, devenait nerveux et très impressionnable : il criait souvent, longtemps et rageusement ; mais comme ces cris ne semblaient pas devoir être attribués à la souffrance, on n'y attachait pas d'autre importance : la tetée, du reste, les faisait cesser facilement et le sommeil, bien qu'agité, n'en remplissait pas moins ses délais normaux.

Les attaques ne différaient en rien de l'éclampsie vulgaire des nouveau-nés : elles s'accompagnaient souvent d'émission de matières ; mais, par contre, on remarqua que l'enfant resta toute la première journée sans uriner ; la durée des attaques variait de quelques minutes à une heure et plus.

Dès le premier jour des manifestations convulsives, l'enfant avait été soumis à un examen complet : température, selles, ventre, appareil respiratoire normaux. Pas de traumatisme crânien. Cinq jours s'étaient écoulés depuis le début des accidents quand le Dr Meunier est appelé et, depuis la veille, les crises se succédaient avec une telle fréquence que les attaques étaient, pour ainsi dire, subintrantes : l'état convulsif n'avait plus de rémission.

Son examen reste absolument négatif et il incline alors vers une dernière hypothèse : l'intoxication ab ingestis; et comme l'enfant n'avait absolument rien absorbé que le lait de sa nourrice, il pousse son enquête sur cette nouvelle donnée. Renseignements excellents sur le genre de vie de la nourrice. Mais une nourrice est prêtée par une famille amie. L'enfant prend une tetée de la nouvelle nourrice et le sommeil est obtenu, sans trop de difficultés, par un lavement chloralé. A son premier réveil, aucune convulsion ne reparut. L'enfant, après une nouvelle tetée, se rendormit facilement, sous l'influence encore active du chloral. La journée du lendemain fut parfaite : les parents, très attentifs, n'observèrent pas la moindre contraction musculaire, et tout rentra dans l'ordre sans autre incident. Une nourrice définitive fut installée : l'enfant est aujourd'hui en excellente santé.

Quelques semaines après, la nourrice, placée comme domestique chez de nouveaux maîtres, fut reconnue comme abusant de vin pur et de café ; et on apprit que dans la première famille, précisément à l'époque où l'enfant avait été pris de ses convulsions, du vin avait été dérobé et que ce détournement ne pouvait être attribué qu'à la nourrice.

Observation XIII (communiquée par M. Guénard, Interne des hôpitaux).

Enfant de 8 mois, venu normalement à terme, nourri exclusivement au sein. Depuis plusieurs semaines, il digère mal (vomissements, diarrhée), il dort mal, il est surexcité. Ces accidents s'expliquent aisément. La mère, souvent constipée, toujours très altérée, boit beaucoup et absorbe par jour un litre et demi ou deux litres de vin qu'elle coupe avec de l'eau. Le vin ayant été remplacé par de la bière non alcoolisée et des tisanes rafraîchissantes, les selles sont régularisées. Les accidents imputables à l'alcool disparaissent alors chez l'enfant.

Observation XIV (Personnelle).

La nommée T..., 28 ans, a été admise, il y a quatre mois, à la maison de Nanterre, avec son enfant âgé alors de 8 mois. Nous avons été appelé plusieurs fois par cette femme pour son enfant qui présentait au début des troubles digestifs fréquents. Leur étiologie nous resta longtemps inconnue. Ils consistaient généralement en vomissements alimentaires, accompagnés de diarrhée séreuse ou bilieuse, avec ballonnement du ventre, agitation vive et légère ascension thermique : 37°,7-38°,3.

Après avoir soumis cette femme, qui nourrissait au sein, à une observation attentive, nous avons remarqué que les accidents précédents survenaient régulièrement le dimanche soir ou dans la nuit suivante, et généralement aussitôt les sorties de la nourrice : dans l'intervalle, l'enfant présentait toutes les apparences de la santé. Après avoir fait part de cette remarque à l'entourage de la nourrice, nous avons obtenu quelques confidences sur ses habitudes d'intempérance. Nous avons appris que non seulement cette femme buvait au point de rentrer en état d'ébriété, mais que volontiers elle faisait goûter à son enfant toutes espèces de breuvages alcoolisés.

Après avoir observé une série de faits, nous avons soumis cette femme à une consigne rigoureuse : les sorties ayant été supprimées, les accidents ne se renouvelèrent plus pendant près de deux mois. Malheureusement cette femme, malgré nos conseils, quitta dernièrement la maison et nous n'avons pu la suivre.

Observation XV (communiquée par M. le Dr Brissart, ancien Interne de la Maison Départementale).

L'enfant R..., âgée de 18 mois, entre dans le service du Dr Sapelier au mois de mars 1900. Cette enfant, élevée au sein, a toujours été bien portante jusqu'alors. Depuis quelque temps, elle présente des phénomènes d'excitation très marqués. Ses nuits sont agitées. Elle pleure très facilement et crie dès qu'on la touche. De plus, ses digestions sont mauvaises et ses selles fréquemment diarrhéiques.

En examinant cette enfant, nous sommes frappé par la fréquence et l'intensité des battements du cœur, au point que nous pouvons un instant nous croire en présence d'une malformation congénitale : un examen minutieux nous fait écarter cette hypothèse.

La température se maintient élevée, oscillant entre 38° et 39°,4.

Nous tentons de combattre cet éréthisme par les différents calmants : bromure, musc, belladone, tout demeure impuissant.

La mère ne quittait pas son enfant placé dans une chambre d'isolement. Au bout d'une dizaine de jours, elle se plaint de ne plus avoir d'appétit, de souffrir de l'estomac et demande un médicament. Nous la mettons au régime lacté.

Deux jours après, les phénomènes d'excitation avaient disparu chez l'enfant. Pourtant nous avions à ce moment suspendu toute médication.

C'est alors qu'en interrogeant plus habilement la mère, nous sommes parvenu à obtenir d'elle cet aveu : que depuis trois semaines environ elle avait pris l'habitude de faire boire quotidiennement à sa petite fille sa propre ration de vin, soit environ vingt centilitres.

Nous nous sommes demandé s'il n'y avait pas de corrélation entre ces faits. Ce qui tendrait à le prouver, c'est que la mère, admonestée par nous, ayant cessé désormais de donner du vin à l'enfant, les accidents ne reparurent plus.

Observation XVI (Personnelle).

La femme H..., âgée de 22 ans, dont nous connaissions les habitudes alcooliques, nous fait appeler le 11 mai 1901 pour son enfant âgé de 2 mois, qui avait eu des convulsions pendant la nuit.

Cet enfant, né à terme, mais chétif, était élevé au sein par sa mère, mode d'allaitement qui semblait lui réussir, car l'accroissement était satisfaisant.

Des attaques convulsives s'étaient déjà produites quelques jours avant, mais moins accentuées. Le médecin appelé alors avait ordonné des bains qui n'avaient que fort peu calmé l'enfant.

Nous conseillâmes d'essayer à nouveau les bains. Puis, prétextant une mauvaise qualité probable du lait maternel, nous persuadâmes à la femme que l'allaitement artificiel vaudrait mieux pour son enfant.

Elle suivit notre avis et, depuis cinq semaines, les convulsions n'ont pas reparu. De plus, la mère a constaté que son enfant, jusqu'alors très nerveux, était devenu beaucoup plus calme.

Observation XVII (communiquée par notre ami et collègue Mathieu, Interne de la Maison de Nanterre).

Au mois de février 1900, un mardi matin, j'étais appelé au Vésinet, près d'un enfant de trois semaines qui avait été baptisé l'avant-veille. En sortant de l'église, le parrain, pour le réchauffer sans doute, fit absorber à son filleul, dans un café voisin, du rhum et de l'absinthe. De 11 heures du matin à 7 heures du soir, l'enfant fut soumis à cet étonnant régime. Dans la nuit qui suivit, il fut pris de vomissements, de coliques, avec diarrhée verte.

Lorsque je vis cet enfant, son état me sembla des plus alarmants, les vomissements étaient devenus véritablement incoercibles, le ventre était ballonné, dur et douloureux à la palpation, le visage décomposé, livide, l'œil terne. Le corps et les membres étaient couverts de marbrures, les extrémités froides et cyanosées. De temps en temps, des convulsions survenaient. En dépit de tous les soins, l'enfant mourait le mercredi à 2 heures du matin, en hypothermie, épuisé par l'abondance de ses vomissements et de sa diarrhée.

De telles observations suffiraient à prouver une relation entre l'alcoolisme de la nourrice et la qualité de son lait. Les travaux de Nicloux résumés plus loin en ont donné l'éclatante confirmation en démontrant ce fait, ignoré de toutes les mères, peu familier à certains médecins, chauds partisans des « vins toniques », que l'*alcool ingéré passe en nature dans le lait.*

II. — Pour les nourrissons élevés au biberon, les conditions changent un peu. Il est moins exposé, dans les premiers mois surtout. La vraie nourrice ne sait pas, ne peut pas savoir qu'elle présente à son nourrisson un sein gonflé de liquide alcoolique : la nourrice sèche n'ignore pas, ne peut pas ignorer, sauf le cas d'erreur, qu'elle fait absorber à l'enfant de l'alcool.

Trop nombreuses sont malheureusement les femmes qui, par une étrange perversion d'instinct, substituent au lait, dans le biberon, quelque autre breuvage. Nous en connaissons des exemples. Un de nos amis nous affirmait récemment qu'il n'est pas rare dans la Sarthe, de voir donner du cidre aux tout jeunes bébés. Nous-même avons observé l'an dernier, à la consultation des Enfants-Malades, un enfant de 2 ans élevé par une nourrice mercenaire d'abord, plus tard par la mère, avec du vin.

D'une façon générale, les accidents sont moins nets que chez les nourrissons élevés au sein, car ils sont combinés aux troubles qui proviennent d'un allaitement artificiel presque toujours défectueux. En revanche, ils sont souvent plus rapides, les doses d'alcool ingérées par l'enfant dans ces conditions étant presque toujours relativement considérables.

Si nous voulons grouper, dans leur ensemble, les divers symptômes de l'éthylisme des nourrissons, nous constatons que, par ordre décroissant d'importance et de fréquence, ils se classent de la façon suivante :

Accidents nerveux ;

Troubles gastro-intestinaux ;

Éruptions ;

Altérations de la nutrition générale ;

Prédisposition marquée aux infections.

Ces troubles divers peuvent apparaître isolément : cela

est fréquent pour les accidents nerveux. Assez souvent, quand il s'agit d'alcoolisme datant de quelques semaines ou de quelques mois, les accidents sont associés, combinés.

a) Les accidents nerveux sont parfois légers. L'enfant est grognon, irritable, surexcité. Il s'agite, il crie à tout instant. Son sommeil est mauvais, interrompu par le moindre bruit, par le plus faible heurt du berceau et même sans motif apparent. L'enfant pleure dès qu'on le touche : volontiers on croirait qu'il a quelque mal au point touché. Il n'en est rien. On se trouve en présence de phénomènes d'hyperesthésie généralisée et très accentuée. Cette hyperesthésie a été notée par plusieurs observateurs.

Plus âgé, l'enfant a des cauchemars, des terreurs nocturnes. Les yeux sont ouverts, le regard fixe : durant plusieurs instants aucune caresse, aucune parole ne peut calmer ou rassurer le petit sujet.

Ces accidents n'ont rien de pathognomonique. Pour en dépister l'origine, il faut qu'on songe à l'alcoolisme possible de la nourrice et qu'on pousse une enquête sévère dans ce sens. Pourtant que de fois le diagnostic s'égare ! Rares sont, en effet, les cas où la nourrice confesse son véritable régime. Par honte, par calcul, pour les motifs les plus imprévus, elle se dérobe à l'investigation, elle trompe le médecin sur la quantité, voire sur la nature de ses ingestions quotidiennes de boissons alcooliques. Et ce dernier, s'il ne peut obtenir une surveillance rigoureuse, se voit contraint d'admettre, pour expliquer les accidents, une pathogénie erronée. Il incrimine le travail de dentition, un vice dans l'alimentation, un éréthisme nerveux constitutionnel, etc. Sa thérapeutique demeure naturellement impuissante. La cause subsistant, l'effet se renouvelle et de nouveaux phénomènes vont apparaître, plus intenses et plus graves.

La bonne foi du médecin peut être surprise, alors même que la femme est sincère, alors même qu'un contrôle efficace a été établi. Nous tenons à signaler ici une importante cause d'erreur : elle réside dans l'anormale teneur en alcool de la bière ou du vin qu'absorbe la nourrice. Même parmi les diverses « bières pour nourrices » qui se vendent dans le commerce, certaines sont, à ce point de vue, excessivement dangereuses.

Observation XVIII (*Résumée*).

Le Dr Petit a rapporté l'observation d'une nouvelle accouchée qui, voulant nourrir son enfant, fit usage d'une bière, dite bière de nourrice.

Le nourrisson présenta bientôt des troubles gastro-intestinaux (vomissements, diarrhée) et de petits accidents nerveux contre lesquels la médication ordinaire n'eut aucun effet.

On suspendit l'usage de la bière et tous les troubles disparurent.

Avec une intoxication alcoolique plus intense ou un nourrisson plus susceptible à l'action du poison, on constate d'autres accidents nerveux plus importants : strabisme, nystagmus, tremblement des paupières, tremblement des membres, tics, enfin et surtout, convulsions.

L'éclampsie infantile déterminée par l'alcool, ne diffère en rien de l'éclampsie des autres intoxications. Ce sont des attaques isolées, présentant trois phases classiques :

tonique, clonique, comateuse. Il n'y a ni morsure de la langue, ni écume, ni cri.

Dans l'intervalle des crises, le système respiratoire peut être troublé, et dans l'observation de Périer et Budin, le rythme de Cheyne-Stockes a été observé.

L'enfant peut tomber dans un véritable état de mal éclamptique. Le nombre des crises croît rapidement : elles deviennent en quelque sorte subintrantes. Il en résulte un état convulsif permanent entrecoupé de vraies attaques.

Pour Meunier, lorsque se manifeste, chez un enfant, un état éclamptique, si cet état est apyrétique et ne s'accompagne pas de troubles gastro-intestinaux, le diagnostic d'intoxication alcoolique s'impose.

b) L'intoxication alcoolique se traduit, au niveau de l'appareil digestif, par des troubles de deux sortes : des troubles gastriques et des troubles intestinaux. Il y a lieu, selon Colleville, de distinguer deux phases, une phase d'intolérance gastrique précédant toujours la phase gastro-intestinale proprement dite.

Cette intolérance gastrique initiale confirme ce que nous disions dans notre premier chapitre : l'alcool est un poison du système nerveux. « L'être humain, instinctif comme l'animal, se défend par une série d'actes réflexes contre la première ingestion d'alcool. A l'approche de l'alcool, son odorat est désagréablement impressionné et il éternue ; si l'alcool est mis dans sa cavité buccale, un mouvement réflexe le fait recracher et une tentative de déglutition provoque la toux pharyngée. Si la déglutition a été accomplie, la régurgitation et même le vomissement peuvent encore arriver à débarrasser l'économie du poison.

« Si toute cette série d'actes réflexes, véritables sentinelles, a pu être franchie, si l'alcool reste dans l'estomac et s'absorbe, il produira à une faible dose des accidents graves, parce qu'il n'y a pas de tolérance » (Sapelier).

Ces accidents seront, suivant le cas, ceux de la gastro-entérite ou les symptômes nerveux que nous venons d'énumérer.

De nos études et des observations que nous rapportons, il nous semble possible de dégager cette règle générale :

Les accidents d'ordre gastro-intestinal se montrent de préférence dans les cas d'intoxication suraiguë, d'intoxication massive. C'est ce qui se produit, en particulier, lorsqu'il y a une ingestion directe d'alcool par le nourrisson. La quantité absorbée en une fois, avec le biberon ou le verre, est plus considérable que celle apportée en une fois par la glande mammaire. La tolérance n'existant pas pour une telle dose, les réactions de défense se produisent. L'organisme se débarrasse en partie du poison : vomissement et diarrhée concourent à ce but.

Dans ces conditions, l'autre partie du poison, la dose absorbée, mise en circulation, peut n'être pas suffisante pour impressionner les éléments nerveux au point de produire la paralysie des centres modérateurs, c'est-à-dire, en clinique, le symptôme convulsions.

Que l'intoxication se produise d'une façon lente, insidieuse, à doses minimes mais répétées, elle se traduira par des phénomènes d'ordre nerveux. C'est le cas de l'enfant au sein. Chaque tetée, sauf le cas d'alcoolisme intense de la mère, ne contient, en somme, qu'une faible proportion d'alcool. Il se passe le phénomène inverse de celui que nous exposions tout à l'heure. Le peu d'alcool ingéré, dilué dans une quantité de lait, n'éveille pas ou n'éveille qu'insuffisamment le réflexe instinctif : l'acte de défense n'a pas lieu ; d'autant moins que ce mode d'ingestion favorise singulièrement l'établissement de la tolérance.

Mais alors, pourquoi et comment les troubles nerveux?

Nous abordons ici une question mal élucidée.

Le nourrisson au sein, avons-nous dit, s'intoxique par doses faibles ; en revanche il s'intoxique à jet continu ou presque ; toutes les deux à trois heures il prend le sein, et ce sein, pour peu que la nourrice boive entre ses repas, se trouve contenir constamment de l'alcool : Nicloux l'a démontré.

Ainsi l'enfant se trouve plusieurs fois par jour, autant dire en permanence, sous l'influence du poison. Or, et c'est là le point délicat, que devient ce poison?

Il est un facteur dont l'expérimentation de laboratoire aussi bien que la clinique n'ont pour ainsi dire pas tenu compte et qui cependant, dans la pratique, joue peut-être un rôle important : c'est la possibilité d'un effet de cumul dans l'organisme. Nos connaissances sur l'élimination et la destruction des alcools sont encore rudimentaires, et, pour le moment, il serait difficile d'appuyer cette hypothèse sur des faits positifs. Il ne serait cependant pas impossible que grâce à une durée prolongée de l'action toxique ou à une élimination lente et incomplète du poison, l'absorption répétée de petites doses, insuffisantes par elles-mêmes pour produire un effet appréciable, ne détermine au bout d'un laps de temps plus ou moins long l'explosion d'accidents.

Troubles d'ordre nerveux et troubles d'ordre digestif peuvent d'ailleurs coexister, se combiner, nous l'avons dit déjà ; il en était ainsi chez l'enfant observé par Mathieu.

Revenons aux symptômes gastro-intestinaux, ils sont ceux d'une gastro-entérite aiguë : intolérance stomacale prononcée, vomissements alimentaires et muqueux, diarrhée séreuse, parfois bilieuse.

En général, ces troubles cèdent assez aisément à des moyens appropriés dont le premier est la suppression radicale de tout breuvage alcoolique.

Si l'intoxication alcoolique de l'enfant se prolonge ou se renouvelle, on peut se trouver en présence d'une véritable gastro-entérite chronique, forme rebelle qui amène la dénutrition rapide et se termine par l'athrepsie.

c) Des éruptions diverses apparaissent chez les nourrissons alcoolisés : érythèmes polymorphes, furoncles, et surtout l'impétigo, souvent eczémateux, toujours rebelle, qui ne disparaît qu'à la condition de supprimer l'alcool.

d) Le nourrisson alcoolique devient un excellent terrain pour les maladies infectieuses qui sévissent particulièrement chez les enfants : la diphtérie, qui a été observée bien souvent par Demme, les broncho-pneumonies, la tuberculose.

Cette aptitude spéciale du nourrisson alcoolique à subir les infections, trouve son explication dans deux ordres de faits. D'une part, la nutrition générale est, comme nous allons le voir, viciée par l'intoxication éthylique. D'un autre côté, des recherches récentes ont démontré que l'alcool augmente l'alcalinité du sang et diminue par là son pouvoir bactéricide.

e) Les troubles de la nutrition générale sont constants et, dans l'évolution de l'intoxication, il y a, suivant Marfan, deux périodes distinctes :

Dans la première, qui est caractérisée par de petits ou de grands accidents nerveux, sans trouble digestif, sans température, il y a surnutrition : le nourrisson est gros, mou, obèse. Ce fait est des plus importants à connaître. Il y a là une fausse apparence dont il faut savoir se méfier. En effet, la nutrition semble très satisfaisante si on s'en rapporte à la courbe des poids. L'enfant, dans ces conditions, est même souvent au-dessus de la moyenne.

Examiné de près, ce gros enfant est surtout un enfant gras, ce qui n'est point la même chose. Il n'y a là rien qui puisse nous surprendre : nous connaissons l'action lipogène de l'alcool sur l'organisme. On s'exposerait donc à de fâcheuses erreurs si on s'en tenait aux seules données de la balance.

Dans la seconde période, qui est celle de la gastro-entérite, il y a dénutrition et bientôt athrepsie.

En somme, au point de vue de la nutrition, les nourrissons alcooliques profitent mal, irrégulièrement ou trop.

Physiologie expérimentale.

L'alcool ingéré passe en nature dans le lait. C'est ce qui résulte des expériences entreprises par Klingemann et Rosemann, et plus récemment par Nicloux. Suivant les deux premiers auteurs, l'alcool se retrouverait dans le lait dans une proportion de 0,2 à 0,6 pour 100, relativement à la quantité introduite dans le tube digestif de la nourrice.

Grâce à sa méthode plus précise, Nicloux a démontré que la proportion était beaucoup plus considérable ; et d'autre part, que toujours l'alcool passe dans le lait, quelle que soit la quantité ingérée, grande ou petite.

Nous insisterons sur ce point, parce qu'il est en contradiction formelle avec les règles jusqu'à ce jour classiques. Les auteurs que nous avions entre les mains, au cours de nos études, enseignaient que l'on peut, sans inconvénient pour le nourrisson, « administrer aux nourrices, à petites doses, des boissons alcooliques de bonne qualité ».

« L'allaitement, écrit Ribemont-Dessaignes, occasionne une soif assez vive que la femme doit satisfaire en prenant du vin, de la bière. » « On voit parfois survenir des troubles graves, des convulsions chez des enfants dont les nourrices abordent une *notable* quantité d'alcool » (Budin).

Il convient aujourd'hui de se montrer plus réservé puisque, nous allons le voir, non seulement l'abus, mais le simple usage des boissons alcooliques durant l'allaitement peut, sans certaines précautions, devenir funeste au nourrisson.

Les résultats obtenus par Nicloux chez les animaux ont été pleinement confirmés par les recherches qu'il a entreprises chez la femme. Nous n'avons pas l'intention de rapporter ici ses expériences si démonstratives : nous nous contenterons d'en indiquer les conclusions au point de vue qui nous occupe.

« Pour 60 centim. cubes de rhum à 45 p. 100 ingérés par une nourrice sous forme de potion de Todd, Nicloux a retrouvé l'alcool dans son lait un quart d'heure après l'absorption. Il n'y en a, au début, qu'une faible quantité ; puis la proportion devient plus forte : une demi-heure, trois quarts d'heure, une heure après l'ingestion, le maximum quantitatif est atteint et varie de 3 à 4 p. 100, c'est-à-dire que l'alcool est deux ou trois fois plus abondant qu'après le premier quart d'heure. Deux heures après l'absorption, on n'en recueille plus qu'une dose insignifiante. Enfin, après quatre heures ou quatre heures et demie, il n'y en a plus. »

En partant de ce principe que l'enfant ne doit boire que du lait non alcoolisé et que le lait est alcoolisé pendant les quatre heures qui suivent l'absorption modérée de boissons alcooliques chez les nourrices, Guénard s'élève contre l'habitude de donner le sein à l'enfant aussitôt le repas de la nourrice : le lait qui monte après le repas, suivant l'expression consacrée, est un lait alcoolisé quand la nourrice fait usage de boissons fermentées ou distillées.

Lorsque celle-ci prend du vin, trois fois par jour, aux repas du matin, de midi et du soir, le lait qu'elle offre à son nourrisson est alcoolisé quotidiennement au moins douze heures. Dans ces conditions, peu de tetées sont normales. Si la quantité d'alcool absorbé par la nourrice est faible, le nourrisson, en général, sera peu éprouvé; mais comme d'ordinaire les nourrices boivent abondamment, des accidents surviennent et se répètent après les tétées alcoolisées. Dans plusieurs des observations que nous avons rapportées, les troubles nerveux et les convulsions apparaissent surtout dans la soirée et dans la matinée ; elles doivent être attribuées à l'alcool pris par la nourrice aux repas du soir et du matin.

Si nous posons en principe que le nourrisson ne doit pas absorber de liquide alcoolique, quel qu'il soit, la nourrice doit être abstinente ; si elle consomme du vin, même en petite quantité, il faut que l'enfant, pour son bien, ne prenne le sein que trois heures après le repas. L'usage de la boisson alcoolique doit être très modéré. Dans la vie ordinaire, on peut accommoder les exigences fœtales aux exigences maternelles ; la nourrice ne prendra du vin qu'aux repas de midi et du soir, et l'enfant ne devra pas teter entre midi et trois heures, entre sept heures et dix heures du soir. Comme les tetées sont espacées de deux heures et demi à trois heures, il suffira d'un peu de bonne volonté pour que le nourrisson n'absorbe pas d'alcool.

IV

Alcoolisme de la première enfance.

Pour triompher dans la vie, l'homme doit avoir, suivant le vieil adage, la santé bonne et l'esprit sain. Ces qualités nécessaires s'acquièrent dès le jeune âge. Nous devons, pour les posséder, nous soustraire à toutes les influences qui peuvent s'opposer à leur éclosion ou nuire à leur développement.

L'alcool est une de ces influences, nous l'avons vu.

Lorsque l'enfant est au sein, les parents témoignent, à son égard, une sage réserve ; par instinct et par habitude, plutôt que par raison et par nécessité, ils le nourrissent de lait seulement. Mais, comme le nourrisson pousse vite, ils sont pris du besoin de compléter par des substances étrangères, une alimentation qu'ils jugent insuffisante. C'est pourquoi ils lui donnent, avec largesse, de la soupe, des œufs, de la viande ; le vin est tenu en grande considération, ils lui en font boire. Quelle importance cela a-t-il? Est-ce qu'un peu de bon vin, du vin bien naturel, peut faire mal? Le vin est un fortifiant ! Bientôt il remplace le lait.

L'alcoolisme existe chez les enfants sous les formes aiguë et chronique.

Nous n'insisterons pas sur la forme *aiguë*. La littérature médicale possède un certain nombre de cas de delirium tremens infantile. Des observations de mort subite consécutive à l'absorption de boissons distillées ont été rapportées, par Taylor en particulier. Pour en recueillir, il suffit de parcourir les faits divers des journaux.

L'alcoolisme *chronique* cause plus de ravages. Le facies pâle, les traits tirés, le regard éteint, les mains tremblantes, la parole lente et hésitante, l'aspect malheureux et inquiet, c'est ainsi que se présente d'ordinaire le petit alcoolique. Parfois, son excitabilité est telle que la moindre émotion suffit pour le jeter dans une agitation extrême. Il a perdu la mémoire et ne s'intéresse à rien de ce qui se passe autour de lui.

Les grosses lésions sont rares chez l'enfant alcoolique, car il n'a pas le temps de les faire. Cependant nous connaissons des observations de cirrhose du foie, entre autres, celles de Birch et de Hirschfeld, de pachyméningite hémorrhagique chez un enfant de 7 ans, de dégénérescence graisseuse du cœur.

Les troubles nerveux sont plus fréquents. Sans compter les terreurs nocturnes, les convulsions épileptiformes, Combe a rapporté des cas de chorée succédant à l'ivresse, vers le septième ou huitième jour. Des cas de diabète ont même été signalés.

Enfin rappelons la grande prédisposition des enfants alcooliques à toutes les maladies infectieuses, locales ou générales, impétigo, gastro-entérite, diphtérie, fièvres éruptives, et surtout tuberculose pulmonaire.

L'alcoolisme de l'enfant se révèle donc exceptionnellement par de grosses lésions.

Il s'agit le plus souvent d'un alcoolisme latent, qui se

manifeste par des altérations lentes et insidieuses de la sphère intellectuelle.

Ainsi compris, l'alcoolisme des enfants est fréquent; une courte enquête suffit pour en convaincre.

Cependant, il existe peu de statistiques; nous citerons celle de Schmidt, de Londres, portant sur les élèves des écoles primaires de la ville de Bonn.

Sur 247 élèves, on n'en trouva aucun qui n'eût déjà goûté du vin, de la bière ou de l'eau-de-vie.

25 p. 100 n'avaient jamais goûté d'eau-de-vie, mais buvaient habituellement du vin et de la bière.

8 p. 100 recevaient chaque jour, des mains de leurs parents, un petit verre d'eau-de-vie pour devenir forts.

Dans nos pays vignobles, les enfants consomment habituellement du vin et de l'eau-de-vie. Dans certains villages, l'écolier reçoit une ration d'eau-de-vie pour arroser son goûter. Mais c'est surtout pendant les repas qu'il s'alcoolise. Il éprouve un commencement d'ivresse et, dans cet état, arrive à l'école.

Tout d'abord, il est turbulent, surexcité; ses yeux sont brillants, son visage est vultueux. Il n'est pas possible de le faire tenir tranquille et encore moins écouter. Bientôt, il se calme; une torpeur invincible l'envahit, il tombe sur la table ou sur le banc et s'endort.

Les mêmes scènes se reproduisent chaque jour. Quel écolier ! Quelles espérances !

La mémoire s'altère vite ; elle cesse d'être prompte et fidèle.

L'enfant s'absente fréquemment, parce qu'il est malade. S'il vient en classe, c'est pour jouer ou pour dormir. C'est un mauvais élève. A treize ans, il quittera définitivement l'école avec une instruction incomplète, insuffisante, très souvent nulle. Il oubliera rapidement le peu qu'il a appris.

Si nous précisons notre sujet, nous reconnaîtrons qu'il y a plusieurs manières pour un enfant d'être alcoolique et pour un écolier de subir les effets toxiques de l'alcool.

Nous observons, tout d'abord, dans les écoles, des enfants alcooliques, nés de parents alcooliques. Ce sont de mauvais écoliers, paresseux, inintelligents et méchants, dont on ne peut rien tirer : ils deviennent souvent des criminels ou des aliénés.

Nous trouvons des enfants nés de parents alcooliques, mais qui ne présentent pas d'alcoolisme acquis. Ce sont de médiocres écoliers ; cependant, avec de la douceur, de la patience et du temps, si la famille vient en aide à l'instituteur, il est possible de leur apprendre quelque chose.

Il y a des enfants nés de parents non alcooliques et qui sont devenus alcooliques dans la suite ; nous en connaissons un certain nombre d'exemples. Voici dans quelles conditions le changement s'opère. D'un premier mariage, une femme est mère de plusieurs enfants indemnes d'alcoolisme héréditaire ; elle se remarie avec un individu alcoolique, qui introduit ses fâcheuses habitudes dans le ménage. Les enfants du premier lit s'alcoolisent. De bons, ils deviennent de mauvais écoliers.

Enfin, la forme même sous laquelle l'alcool est ingéré n'est pas indifférente. Dans une ville industrielle de Champagne, où il existe un certain nombre d'écoles primaires, il y en a deux qui sont situées l'une dans le quartier des tisseurs, l'autre dans celui des ouvriers cavistes. Les enfants des tisseurs qui boivent de l'eau-de-vie sont en général beaucoup moins intelligents que ceux des cavistes, qui font usage de vin.

Dans les pensions, l'alcoolisme vrai est rare. L'ordinaire et l'abondance que l'on trouve dans les lycées et collèges ne favorise pas son développement. Et la surveillance est si rigoureuse qu'il n'est pas facile de boire en cachette.

Mais si, dans la semaine, le jeune lycéen est sobre, par raison ou par nécessité, il prend sa revanche le jour des sorties. Il mange et boit à l'aise, sous le regard bienveillant et indulgent de ses parents ou de ses correspondants, qui lui donnent en abondance toutes ces bonnes choses dont il est si privé. Les conséquences de ces excès se font sentir le lendemain et même le surlendemain; le travail devient pénible, difficile ou impossible. Nous ne parlons pas des nombreux embarras gastriques qui sont causés par ces habitudes déplorables et qui obligent le pensionnaire à quitter les salles d'études pour l'infirmerie.

En résumé, l'alcool exerce une action déprimante sur les facultés intellectuelles de l'enfant: c'est un ennemi de l'instruction.

V

Prophylaxie et traitement.

Prophylaxie.

Le véritable traitement de l'alcoolisme des enfants est le traitement prophylactique.

L'alcoolisme de l'enfance, héréditaire ou acquis, reconnaît deux ordres de causes : l'intempérance des parents ou des nourrices; leur ignorance ou leurs préjugés.

Deux indications se posent donc :

1° Lutter contre l'alcoolisme des parents et des nourrices;

2° Les instruire.

La lutte contre l'alcoolisme, pour être efficace, nous paraît devoir être engagée simultanément sur trois terrains : le terrain législatif, le terrain médical, le domaine de l'initiative privée.

« Quand un fléau menace gravement la prospérité d'un pays, on doit l'attaquer dans ses racines mêmes, et, du même coup, prévenir son extension. On doit diriger contre lui simultanément une médication radicale et des mesures prophylactiques. En un mot, on doit à la fois faire œuvre de thérapeute, d'hygiéniste et de législateur. »

I. — Réformes d'ordre législatif.

Les mesures législatives prises jusqu'à ce jour nous semblent excellentes, mais très insuffisantes.

Nous appelons l'attention des pouvoirs publics sur la nécessité urgente :

1° D'exiger l'application rigoureuse des moyens actuellement en vigueur; de créer, pour enrayer l'extension quotidienne du fléau, de nouvelles réformes économiques et législatives plus énergiques ;

2° De veiller à l'observation sévère des programmes concernant l'enseignement anti-alcoolique dans les écoles et les lycées.

Il serait bon d'insister, dans les leçons, sur ce fait : que l'alcool, déjà redoutable pour l'adulte, est absolument funeste à l'enfant. On préciserait notamment ces deux points : *a)* Le petit enfant ne doit, sous aucun prétexte, goûter aux boissons alcooliques, distillées ou fermentées; *b)* L'écolier ne doit pas faire usage de boissons distillées, sous peine de compromettre sa santé et son intelligence : l'alcool est un ennemi de l'instruction. Seul l'usage modéré de boissons fermentées coupées d'eau peut, à la rigueur, lui être permis.

Il ne nous appartient pas de rechercher les réformes législatives aptes à empêcher les progrès de l'alcoolisme. Nous nous bornerons à énumérer les principales parmi toutes celles proposées : Création d'asiles de buveurs avec internement volontaire. Séquestration d'office. Réglementation des conditions de production et de vente de l'alcool :

impôt, monopole, législation sur les cabarets, prohibition absolue, etc.

II. — Réformes d'ordre médical.

1° Il nous paraît utile d'inviter les médecins à se montrer « très circonspects dans leurs prescriptions dès qu'il s'agit de préparations à base de vins généreux, attendu que, dans cette voie, leur ordonnance ne sera le plus souvent que trop bien suivie ». On a mené grand bruit, ces temps derniers, autour de « l'alcoolisme médical ». Une telle campagne nous paraît assez justifiée. « Les médecins ont, en matière d'alcoolisme, une lourde responsabilité. »

Pour prévenir et combattre l'alcoolisme congénital, Guénard propose les règles suivantes :

a) Défendre le mariage aux alcooliques des deux sexes tant qu'ils sont en puissance d'accidents;

b) Exiger de la femme enceinte une abstinence complète;

c) Exiger de la nourrice une tempérance rigoureuse. Ajoutons ce corollaire : une mère alcoolique ne doit pas nourrir son enfant.

2° « L'alcoolisme, dit Ruyssen, reconnaît en partie pour cause la conception antihumanitaire que les praticiens se font de la médecine. Soigner dans leurs symptômes les affections aiguës et chroniques dérivant de l'alcoolisme, là se borne le plus souvent leur ambition. User de leur ascendant moral pour retirer leurs malades de l'ornière de l'alcoolisme, ils n'y songent même pas. Ils oublient plus encore que, par l'exemple, par la parole, ils pourraient écarter de cette ornière ceux qui s'apprêteraient à y entrer. Ils n'ont pas même à cœur de déraciner quelques-unes des erreurs qui circulent dans tous les milieux sur les soi-disant bienfaits de l'alcool. Quelques-uns même, et non toujours des moins autorisés, avouent connaître mal la question et n'avoir aucune opinion sur les propriétés des boissons alcooliques... »

Encore que nous estimions ce tableau de Ruyssen trop poussé au noir, nous devons reconnaître qu'il contient une grande part de vérité. Le médecin, peut-être mal convaincu lui-même, ne porte pas toujours, comme il le pourrait faire, la bonne parole autour de lui. Pourtant son action forme le complément indispensable des efforts de l'hygiéniste et du législateur.

L'alcoolisme, véritable maladie endémique, menace la prospérité du pays : souhaitons que mieux éclairés sur le péril, les médecins demeurent moins indifférents. Ils peuvent beaucoup pour l'instruction antialcoolique des masses avec lesquelles ils sont en contact direct. Plus spécialement, à notre point de vue, nous voudrions que par eux fussent vulgarisées les notions suivantes :

A. — Par l'alcoolisme habituel des parents ou par leur ivresse au moment des rapports :

a) Le phénomène de la conception est sérieusement compromis ;

b) Si la fécondation a lieu, le produit de conception est gravement menacé dans son développement.

B. — Par son intempérance pendant la grossesse, la femme fait courir les plus grands dangers à l'enfant qu'elle porte dans son sein.

C. — L'alcoolisme de la femme qui allaite a pour conséquence immédiate l'alcoolisme du nourrisson.

III. — Réformes dues à l'initiative privée.

1° « S'opposer à l'extension de l'alcoolisme, péril national, est une œuvre de solidarité qui réclame toutes les initiatives privées et les invite à se grouper pour remettre en honneur cette vertu éminemment sociale : la sobriété. »

Implanter au cœur des hommes la foi dans les bienheureux effets de la tempérance; instruire les jeunes en les préparant à la sobriété : tel est le but que poursuivent les sociétés de tempérance et les sociétés d'abstinence.

Les brillants résultats obtenus dans cet ordre d'idées par toutes les associations de ce genre, imposent aux pouvoirs publics et au corps médical le devoir d'appuyer leurs efforts et de favoriser leur multiplication.

2° Il importe d'autant plus de leur venir en aide qu'elles secondent l'enseignement officiel par tous les moyens dont elles disposent : le journal, la brochure, le livre, les cercles ouvriers et cafés de tempérance, etc.

Traitement.

Il nous reste à nous demander ce que nous ferons en présence des accidents d'intoxication alcoolique.

Convulsions. — Au moment de l'attaque, on fera desserrer les vêtements de l'enfant, on le placera au grand air, la fenêtre ouverte. On donnera immédiatement un lavement d'eau de savon, d'eau salée, ou huileux.

On obtendra aussi d'excellents résultats par les lavements au musc, à l'hydrate de chloral, au camphre ou au chloroforme; par un suppositoire à l'hydrate de chloral.

Le bain tiède ou frais, soit avec du tilleul, soit sinapisé, amènera parfois un profond soulagement.

Dans les cas graves, une sangsue au niveau des mastoïdes ou des malléoles peut être prescrite.

On n'oubliera pas de flageller le corps et le visage de l'enfant avec un linge mouillé, de faire des frictions.

Comme potion calmante, on prescrira du bromure avec de la codéine, suivant l'âge.

Si l'accès est intense et présente la forme éclamptique, on aura recours en outre aux inhalations d'éther ou de chloroforme; on essaiera la compression des carotides.

Gastro-entérite. — La diète hydrique s'impose pendant un ou deux jours. On donnera à l'enfant ou de l'eau pure et bouillie, ou une eau minérale (Vals, Alet).

« La quantité d'eau doit remplacer, dit Marfan, la quantité de lait qu'on ne donne pas. » L'eau ne doit pas être administrée trop froide. On prescrira un purgatif léger, le calomel de préférence. En général ce traitement suffit.

Il n'est pas besoin de dire que dans tous les cas il faudra supprimer immédiatement la source d'intoxication. On modifiera le régime de la nourrice, au besoin on changera de nourrice; on écartera du biberon toute boisson alcoolisée, etc.

CONCLUSIONS

I. — A côté de l'alcoolisme aigu et de l'alcoolisme chronique classique, il existe une forme d'alcoolisme, l'alcoolisme latent, qui ne se révèle par aucun symptôme clinique, mais seulement par des signes dont les deux principaux sont : l'accoutumance et le besoin.

II. — L'alcoolisme fœtal est prouvé par l'observation clinique et par la physiologie expérimentale. Il a pour cause l'alcoolisme aigu, l'alcoolisme chronique ou l'alcoolisme latent des géniteurs. L'influence de l'alcool s'exerce soit à l'heure de la fécondation, soit au cours de la vie intra-utérine.

III. — L'alcool absorbé par une nourrice passe en nature dans son lait, quelle que soit la quantité ingérée. L'alcoolisme de la nourrice entraîne donc fatalement l'alcoolisme du nourrisson.

IV. — L'alcool est néfaste à l'enfant du premier âge dont il altère la santé et l'intelligence, même pour de faibles doses.

V. — Le traitement de l'alcoolisme chez les enfants est surtout prophylactique : c'est le traitement de l'alcoolisme des ascendants et de la nourrice.

INDEX BIBLIOGRAPHIQUE

Aviat. — *La question des établissements spéciaux pour la cure de l'alcoolisme.* Th. de Paris, 1900.

Bidlot. — *Le Scalpel*, août 1899.

— *Bulletins officiels de l'instruction primaire*, 1897.

Charpentier. — *Bulletin de la Société protectrice de l'enfance*, 1873.

Debove. — *Leçon d'ouverture du cours de Pathologie interne.*

Glénard. — De l'alcoolisme insidieux. *Progrès méd.*, fév. 1900.

Guénard. — *L'alcoolisme chez les enfants*, mai 1901.

Jacquet. — Le péril alcoolique en France. *Méd. moderne*, 8 fév. 1899.

Jaquet. — *L'alcoolisme*. Monographies cliniques.

Lancereaux. — Art. « Alcoolisme » du *Traité de médecine* Brouardel, Gilbert et Girode.

Legrain. — *Dégénérescence sociale et alcoolisme.* Paris, 1895.

Meunier. — *Journal de médecine et de chirurgie pratiques*, 25 avril 1898.

Périer. — *Annales de médecine et de chirurgie infantiles*, 1898.

Rodiet. — *L'alcoolisme chez les enfants.* Th. de Paris, 1897.

Ruyssen. — *L'enseignement médical de l'anti-alcoolisme.*

Sapelier. — *Notes inédites.*

Simon (Paul). — De l'accoutumance aux médicaments. *Journal de clinique et de thérapeutique infantiles*, août 1899.

Toulouse. — *Gazette des hôpitaux*, 1891.

HAVRE — IMPRIMERIE A.-G. LEMALE — HAVRE

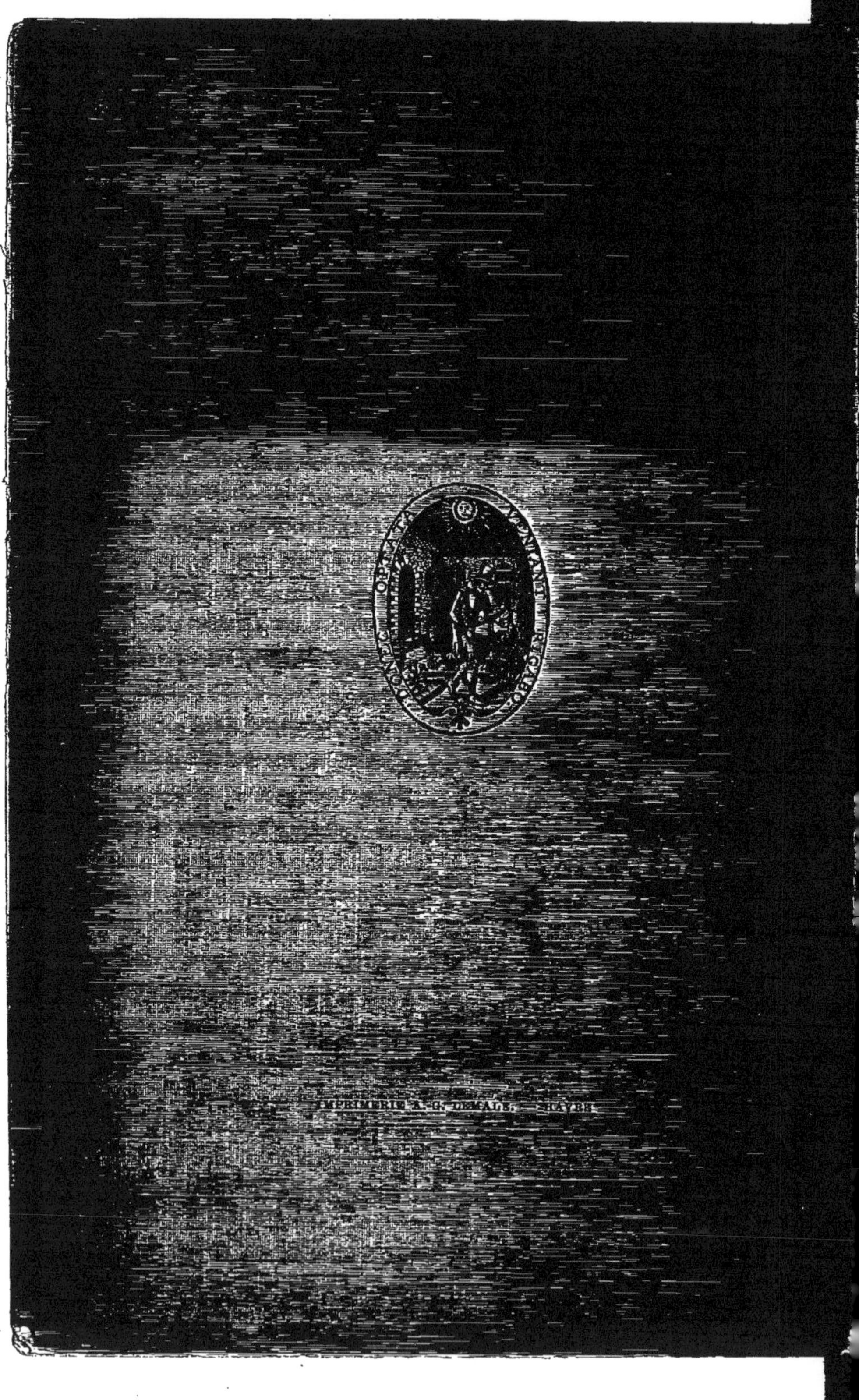

IMPRIMERIE A. G. DEMALE. — HAVRE

www.ingramcontent.com/pod-product-compliance
Ingram Content Group UK Ltd.
Pitfield, Milton Keynes, MK11 3LW, UK
UKHW020313220726
13923UKWH00003B/1133